大住 誠

うつは、治す努力をやめれば治る

箱庭療法と森田療法の併用の事例と実践

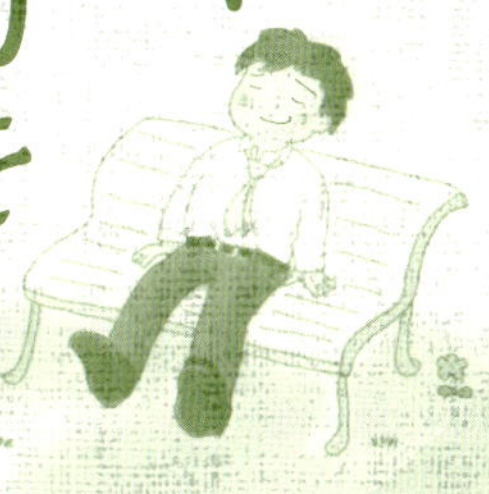

法藏館

うつは、治す努力をやめれば治る◎目次

2 「ほんとうは、これでよかったのです」
B男さんの事例――新型うつ

はじめに

心理療法について、皆さんはどのような印象を抱いているでしょうか。主に薬物を処方してもらいながら福次的に治してもらう。あるいは、治療者が、苦しみや怒りに共感し、わかちあい寄り添うことで、つまり治療者に情緒的に支えられることで心の病を治してもらう……、そんなイメージをもたれる方も多いと思います。

それに対して筆者の心理療法は、まったく違います。たとえ「苦しかったですね」「辛かったですね」と共感することばをかけても、あえて情緒的交流をそれ以上深めることはしません。患者さんの状態について、分析も解釈も操作もしません。ほとんど何もしないのです。まるで観葉植物のように、その場にいるように努めます。来所される患者さんは、まずそこに驚きます。驚きつつも、細かい生育歴や現状について、特別に共感したり介入もされない心理相談室の「場」を、不思議と心地よく感じるようになっていきます。いったん、「自由で保護された場所」と患者さんが思えるようになれば、あとは、放っておいても、患者さんは寛解に向かっていかれるのです。

この違いは、どこにあるのでしょう。前者は治療者と患者の「対他的関係性[1]」の視点を重視して行われます。「対他的関係性」は心理療法では重要な視点ですが、どこまでも患者に寄り添おうとする

「深い傾聴」や「共感」の態度が、時には治療者と患者との間に依存関係をつくってしまいます。場合によっては、支配的な関係にさえなります。その関係性が患者さんのパーソナリティによっては、結果的に病の温床とすらなりえます。

一方、筆者の心理療法では、治療者もそこに含まれた「自由で保護された場所」としての相談室を提供することで、患者さんは必要以上に治療者に依存することもなく、「自分自身」に向き合うようになります。これを「対自的関係性[2]」を重視した視点といいます。そうすると、患者さんの中で自然治癒力が賦活《ふかっか》化してくるのです。この自然治癒力は誰にでも存在します。「どうにでもなれ」という境地、「治る、治らない」ということがどうでもよくなり、症状をそのままにできるようになれば、あとは自然に身体が自由に動くようになります。言い換えれば、不安と共存することによって、患者さん自身が「ほんとうの自分」に出会っていく過程であるともいえるでしょう。ここでいう自然治癒力の賦活化とは不安と共存できることをさします。なおここでの「ほんとうの自分」とは、患者さんの「こころ」と「身体」と「場」とがひとつになれるような自分を意味します。

それでは、実際の心理療法はどのように行われているのでしょうか。また、その理論はどういうものなのでしょうか。まず、第1章で心理療法の概要を説明し、第2章で精神科診断の方法を述べたのち、第3章で、本書の中心である七つの事例をあげながら、具体的に詳しく見ていくことにしましょう。最後に結章にて、理論や実証的研究成果の紹介をします。

第1章

箱庭療法と外来森田療法との併用療法

1　なぜ寺に「心理相談室」を開いたのか

筆者が寺に私設の「心理相談室」を設けて本格的に心理療法を始めたのは、二〇〇〇年のことでした。（すでにボランティアではこれよりも七年前に本堂の後ろに面接室を設けてカウンセリングを行っていました）。

ちなみに筆者が住職をしている寺院の宗派は浄土真宗です。浄土真宗は親鸞によって立教開宗された鎌倉新仏教の一宗派です。浄土真宗は浄土仏教の伝統のなかで誕生しました。浄土仏教とは三世紀に中国で誕生し（それゆえに東洋思想〈老荘思想〉の強い影響がうかがえます[3]）、一一世紀、わが国の法然によって、これまでの仏教の本流であった自身の努力、修行により悟りを求めるのではなく、阿弥陀如来の本願（浄土三部経に説かれています）によって救済されるという救済型の仏教として完成され、弟子の親鸞によってさらにその教義が深化されました。浄土仏教はまた、原始仏教以来の歴史の中で目標とされてきた宗教的到達点があくまでも自力修行による悟りの境地であったことに対して、自力無効の他力の救済が強調されているために他力仏教ともよばれます。

ところで、本業として寺の住職の職務だけに専念せずに、なぜ、わざわざこうした仕事を始めたのでしょうか。理由は、筆者自身が青年時代に重度の神経症と闘ってきた経験を、現在、同じような苦しみを持つ人たちに役立てたいと思ったからにほかなりません。幸いその後、筆者はユング心理学や森田療法などの臨床心理学、精神医学を学びそれらに基づいた心理療法を受けることで、自身の苦境を脱することができました。並行して、たとえ寺に生まれても神経症の経験を持たなければ、手にすることがなかったであろう大乗仏教や東洋思想の古典にも心の救いを求めて触れる機会を得ました。さらに、理屈のみでなくその教えを実践している人々にも出会うことができました。そうした書籍や先達との出会いのなかで、筆者が心理療法を受けることを通して体験した、神経症が癒されていく過程が、実は浄土仏教や東洋思想（特に老荘思想）の目標とする境地と非常に近いものであることに気づかされたのです。これはユング心理学や森田療法等の臨床心理学、精神医学の理論、知識が仏教や東洋思想と同じものであるということを意味しているわけではありませんし、それらは歴史的にも学問的にも融合できるようなものではありません。仏教や東洋思想はどこまでも宗教であり、臨床心理学や精神医学は経験科学であり、ある部分では自然科学的でもあります。ただし、筆者自身が臨床心理学（ユング心理学）や精神医学の理論や方法を通して到達した治療（心理療法）の体験が、奇《く》しくも仏教や東洋思想が目標とする境地に非常に近いことを臨床の事実として発見できたのです。

他力的体験としての自然治癒力

このような境地は「自然法爾《じねんほうに》」「無為自然《むいしぜん》」[4]等の用語で語られていますが、共に人為を放棄することで「自《おのずから》然らしめる」という「心身の調和の整った、自由で自然な心身の状態」を意味するものと理解できます。「この自由で自然な心身の状態」にある時、私たちにはまるで自我でない他の力が働くごとく自由で自発的な心身の活動が可能になります。筆者は神経症の症状が治癒されていく過程には、「治す」「治らなければならない」という自我の持つ固定観念や努力を放棄する瞬間が存在し、その時に、自ずと症状から解放された自由で自然な心身の状態に至ることを体験しました。

これは、「自力の努力」を放棄して「すべてを阿弥陀如来にゆだねる」という他力仏教における救済に重なるものです。「ゆだねる」こと自体が自力の努力のように受けとめられがちですが、そうではなく症状に起因する様々な不安感や否定的感情を「そのまま」にしておけるということです。そこでは受動と能動とが同時に成立しています。親鸞その人も、大乗仏教の経典に登場する神話的な阿弥陀如来の実在を単純に信じたわけではありませんでした。親鸞は次のように言い切ります。

みだ仏は、自然のようをしらせん料《りょう》なり（末燈鈔⑤）

「よう」とは働きであり、この場合の「自然のよう」とは、今日でいう人間の外部に存在する自然のみならず、われわれの「生体」の持つ自ずから変化を起こさせる働きをも含む「自然《じねん》の働き」を主に意味するものと理解できます。「料」とは手段という意味です。阿弥陀如来とは、以上のような「自然の働き」を表現するための手段であり、方便にすぎないのです。

その典型的な「自然の働き」のひとつに「自然治癒力」が存在します。

私たちの「生体」における自然治癒力は、神経症等の心の苦しみをコントロールしようとする自我の意志を放棄したところから、逆に傷つき病んだ私たちの心身に働きかけてくるようです。これは生命現象の不思議というほかありません。

「治す」ことから「任せる」ことへ

一方でカール・グスタフ、ユング（スイスの精神医学者、一八七三〜一九六一）自身や、森田療法の創始者である森田正馬（日本の精神医学者、一八七四〜一九三八）もこうした東洋思想に造詣が深かったことで知られています。よって彼らの心理療法（カウンセリング）の理論や方法にも、東洋思想の影響がうかがわれます。特に森田は「神仏に帰依して身命を捧げて拝むことも、自然の法則に帰依、服従することである[6]」と述べています。

やがて筆者は、この二人の先達に学びながら、相談室での臨床経験を通して、あくまでも自分自身の体験に立脚して東洋思想、特に他力仏教を思想的背景（世界観）とした心理療法を実践するようになっていきました。こうして成立した心理療法が、これから第1章5節で後述する新しい森田療法（ネオ森田療法）としての「箱庭療法と森田療法との併用療法」です。この療法のキーワードは自然治癒力の賦活化です。そしてそこでの治癒の機転は「治さなければならない」という思いや努力から解放されることなのです。

この心理療法は、背後となる世界観（思想）が東洋思想的、仏教的であっても、宗教的信仰や修行ではありません。あくまでも、経験科学であり臨床心理学や精神医学の理論・方法であるがゆえに、普遍的な根拠を持つものです。本書は、現在、神経症に悩んでいる方や臨床心理学、精神医学などの仕事に従事している人たち、宗教者、その他一般の読者の皆さんに多少なりともお役に立つことを願い、書き下ろしたものです。どのようにしてそれが実践されていくのかは第3章以降の事例研究を通して、さらに理論とその実証的研究は結章で紹介します。

アジールとしての寺を目指して

ここで、寺の中に「心理相談室」を設けた社会的な意義について述べておきます。現在日本の社会では、少子化、高齢化とそれに伴う無縁社会が進行していると言われています。その結果として、江戸時代に成立した檀家制度と葬儀等の宗教儀礼に支えられた寺社会は、いずれ崩壊の一途をたどることが確実視されています。そうしたなかで、ほろびゆく寺が現代社会に寄与できることは何か。それは、寺を、崩壊していく地域社会および社会一般に開いていくことにあると思います。

江戸時代の寺は、葬儀等の宗教的儀式に限らず、教育施設、医療施設として地域社会に貢献していた時代がありました。たとえば、寺子屋や、寺の住職が漢方医を兼ね、寺が医療機関を兼ねていた例などです（筆者が住職を勤めている寺も江戸時代までは「寺子屋」や「漢方医」を兼ねていました）。こうした寺の社会活動的機能は近代社会においては淘汰されてしまいました。しかし、現代でも寺を地域社会における重要なセンターとして機能させることは不可能ではありません。実際に寺にホスピスを建設したりする実践は、かなり以前から宗派を越えて試みられています。

精神病理学者の中井久夫氏は、宗教者や宗教機関に対して次のように期待を述べています。

宗教家に私が期待する第一は、社会に寛容と助け合いの精神を広めてくださり、差別的なものの見方を訂正して（だれでも病になりうることは精神病でも変わらない）社会の「精神医療温度」を二度でも三度でも上げてくださることである。次に「アジール」というか、病人の「駆け込み場所」しばしの「隠れ家」を提供してくださることである。(7)

筆者はこの中井氏の助言を大切にしながら、寺の社会的実践の場としてアジールとしての寺を、心理相談室での活動を通して地域に開き、医療機関と地域との中間的存在（心理療法＝カウンセリング機関）として機能させていきたいと考えています。そして、何よりも仏教（筆者の場合は浄土仏教）を狭い教義や宗教的信仰から開放された人間観、世界観として、心理療法という、より実践的な方法で紹介したいと願っています。

2　相談室を訪れる人々について

相談室を訪れる人々は「人生相談」的なカウンセリングを希望する人々と、医師の指示、介入を必要とする精神障害を患っている人々とに分かれます。寺の相談室での心理療法の対象になる人たちは後者です。精神障害のカウンセリングにおいては、それが心理療法に適するものであるかどうかを明確にするための、ある程度の精神医学的な知識、特に診断（心理臨床では「見立て」という用語を用います）についての知識が必要です。このことに関する説明は第2章で後述します。

お寺の相談室に治療を目的に訪れる患者さんの大部分は、医師から「神経症」と診断された人々です。薬物治療や様々なカウンセリングでも症状の改善が見られなかった方が多く訪れます。本書の表題にある「うつ」とは「神経症性のうつ病」のことであり、本書でとりあげたそのほかの精神障害も何らかの神経症性の「うつ症状」を併存させるものです。

神経症（神経症圏）とは脳に特別な機能的障害や外傷は存在しないのですが、本人のパーソナリティの傾向性から、ストレスなどに過剰に反応した結果、生ずる精神障害を意味します（これを心因性の精神障害とよびます）。ただし、アジールとしての寺院では、統合失調症（精神病圏）や発達障害の方も来所します。そうした患者さんに対しては、寛解治療が目的ではなく、日常生活の指導を行いながら、かなり長期のお付き合いとなります。そこでも、治療者が患者さんの幻聴や妄想、そのほか発達の障害をあえて取り除こうとしないで、治療者と患者さんが存在している場に治療者が人為を捨てて自然治癒力の賦活化に「まかせる」という他力仏教的な態度で接することは大いに役立っています。その態度とは、目の前の患者さんがいかなる重篤な疾患を患ってはいても、彼らの心を解釈、操作して治療しようとする思考や意志を捨て、共に過ごしている「今」にすべてを委《ゆだ》ねるという、非侵入的な関与に徹するというものです。

3 心理療法はどのように行われるか

治療者、患者間で「間」を作ること

ここで、筆者の実践している心理療法を説明するにあたり、最初にこの療法の全体のプロセスを紹介します。

まず、患者さん（仮にOさん、男性、公務員、二六歳）が医療機関から紹介されて来所したとします。Oさんは気力が出ず、食欲もなく、自宅で、寝たり起きたりの生活を続けているとのことです。診断は「神経症のうつ病」でした。

心理療法の流れは、面接にあたって最初にここでの心理療法がどのようなプロセスで行われていくのかを説明するところから始めます。最初は箱庭療法から始め、症状が寛解していったら、外来森田療法に切り替えていくということと、面接は一回五〇分を原則として二週間に一度の頻度で行うということです（なぜ箱庭から始めるのかは第1章5節で後述します。また二週間に一度という頻度は、あまり患者に心理的負担をかけないという筆者の臨床上の経験から決めました）。

いよいよ心理療法が始まります。心理療法では、最初の二〇分はOさんが面接場面で話題にしたいことを、治療者は共感的に傾聴しますが、あくまでもここでの面接は、箱庭療法への導入的な意味合いを持ち（この期間は箱庭療法が中心）、Oさんが箱庭に集中できるような雰囲気づくりに徹します。

その雰囲気づくりとは、治療者とOさんとの間に、「間《ま》」を作る作業です。

Oさん「とても調子が悪いです。上司や市民とのトラブルで今回のうつが発症しましたが、職場のことを考えると、ますます落ち込みます。それから箱庭療法には自信がありません。おそらく何を置いたらよいか迷うでしょう。私の毎日はただ寝たり起きたり、インターネットをしたりしほんとうに意味がありません。どうしたら意味のある毎日が過ごせるでしょうか?」

治療者「お辛いでしょうね……。それから箱庭は掌《てのひら》で砂に触れ、最初は棚のアイテムを漠然と眺めて目に留まったものを適当に置かれるくらいでよいでしょう」

Oさん「そんなことで治りますか?」

治療者「大丈夫だと思います」

(治療者は症状の意味を問うこともせず目をつぶり、呼吸を深くして整える。半ば瞑想状態である)

(治療者はOさんの話題を深めるようにはしない。これを「共感的不問」と言う)

Oさん「そうですか。お願いします」

……沈黙……

Oさん「この場は静かですね。気持ちがよいですね」

……沈黙……

このような「間」ができるということが、Oさんが治療者の存在を意識せず、箱庭に向き合う準備となるのです。さらに、Oさんとの間に治療者との関係性が成立してくると、場の雰囲気も変化します。たとえば、面接室の花瓶の中の生花が鮮やかに見えてきたりします。なお、こうしたプロセスが患者さんの気に入らず、最初から「とにかく私の苦しみをわかって、分かちあってほしい。先生、私のことを全面的に受け入れてくれているのですか。受け入れられている気がしません。私は辛く寂しいのです。何とかしてください。カウンセラーのことを信じられません。この信じられない気持ちをどうにかしてください」などのように治療者に対して攻撃的になったり、まき込んで支配しようとしたり、依存的になる患者さん（多くは重度の境界例で森田神経質ではない場合が多い）もいます。そういう場合は、分析を行うこともなく共感的に聞き流すことに徹します。共感的に聞き流す（これも不問です）ことは「治療者にはそうした訴えに関心がないという態度」に思われますが、冷酷に接することではなく、患者さん自身に対して「そんなことはどうでもよいことなのです。安心しなさい」「そんなことから自由であっても大丈夫です」という治療者の自信と願いが態度として表れ出たものであり、共感のかたちなのです。

自由で保護された場所

箱庭療法では、治療者はOさんが箱庭制作をしている場所から二メートルくらい離れた場所に後ろ向きに座り、呼吸を整え静かに目を閉じています。そして、治療者は、自分の心に浮かんでくる雑念やイメージに執《とら》われずに、ひたすら静かにしています。その時、治療者は、あたかも面接室に置かれた観葉植物のような存在になりきります。そのことで面接室の空気も澄んでいくように感じられてき

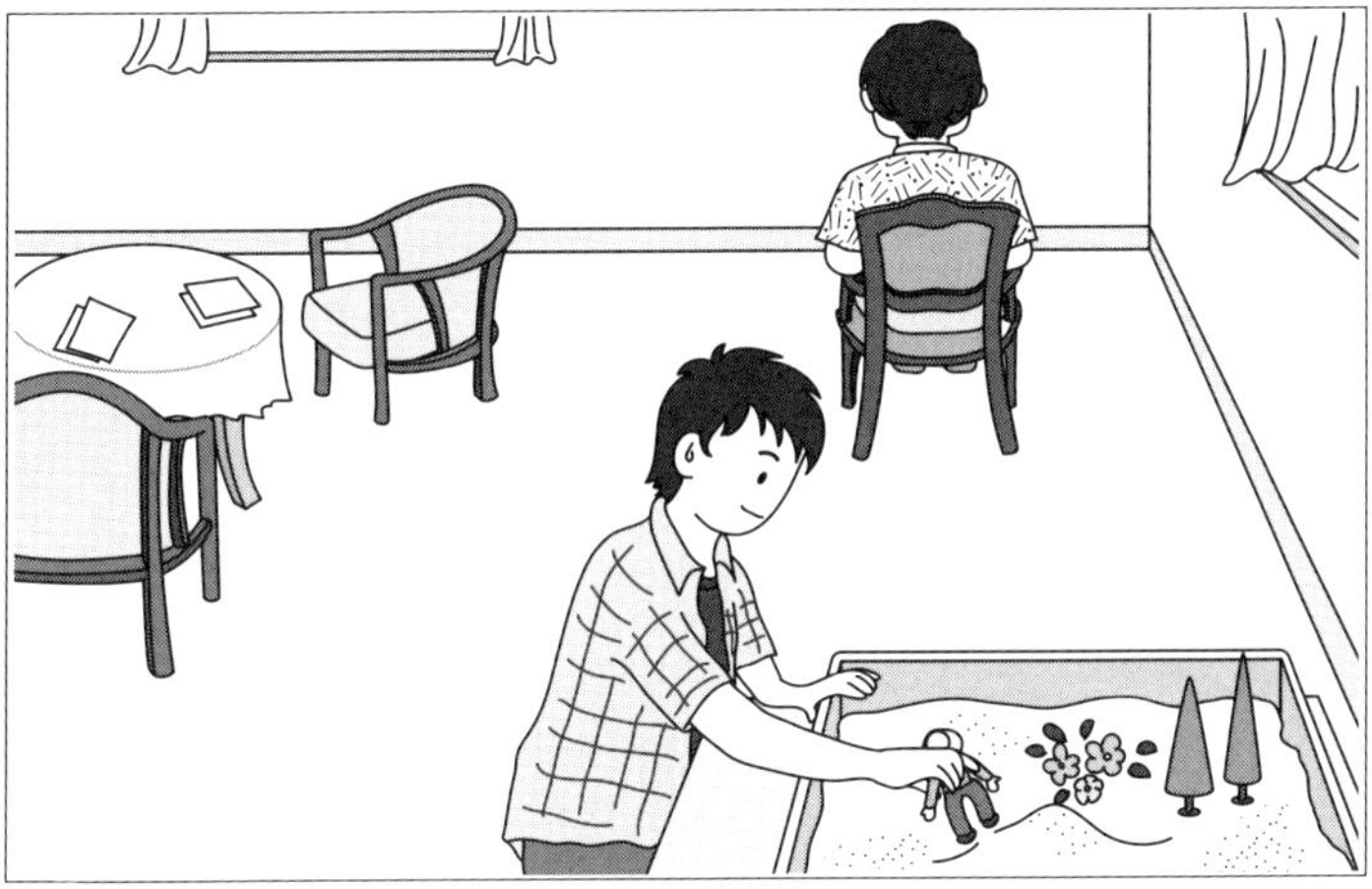

瞑想箱庭療法の様子

ます。これは、治療者とOさんの呼吸が整ってきたことによると推測できます。数十分が経過した後、Oさんからの箱庭療法が終了したという合図とともに、おもむろに後ろを振り向いて、立ち上がり、Oさんとともに箱庭作品を共に眺めます。その場では、分析、解釈めいた助言は一切行いません。

こうした構造での箱庭療法が継続していくと、やがて面接室の透明な空気の中で治療者の瞑想はさらに深まり、治療者は面接場面で自分の存在を忘れ、Oさんの存在も忘れ、自分がどこにいるのかも忘れるようになってしまいます。以上の箱庭療法が瞑想箱庭療法です。

自然治癒力の賦活
——箱庭表現に中心化が明確になる

やがてOさんの方も、箱庭に集中し、不安や雑念を忘れるようになっていきます。それはOさん自身が、面接の「場」に融合していた証《あかし》でもあります。自分が箱庭で何を表現しようかと思考する以前に身体的な感覚や直感が働き、様々な箱庭のアイテムを見つめることでイメージが自然発生して制作できるようになります。Oさんはその時「先生これまで気づかなかったのですが、面接室に飾られている生花が綺麗ですね。それからカーテンの緑も気持ちがよいです」などと言いました。それとともにOさんの心理状態は少しずつ一時的にも安定していきました。これは治療者もOさんも共に（否定的感情等からの）執《と》われを離れ、無意識的な状態になったことでもあります。自然治癒力が賦活化してきたのです。もちろん、単純にそれで回復できたとは言えません。これからの様々な箱庭表現を通して、自分の内面に自然に向き合うことで、一時的に症状が悪化していく場合もあります。けれども、そうした体験を通して、やがて、箱庭に中心化（まとまり）が現れていきます。これは自我の安定が図られてきた証でもあります。そうしたプロセスを通して、最終的には症状を持ちながらもそれと付き合い、会社への復帰が可能になりました。

なお、中心化とは、客観的には説明しにくいものです。あくまでも患者さんと治療者が「場」に融合するという体験によって見出されるものです。

外来森田療法の導入

やがて、Oさんは寝たり起きたりの日常生活から、「何かをしたい」という自発的な欲求が出てきました。そして会社への復帰を希望しました。その時、治療者は森田療法の説明を行い、日記を用いた外来森田療法の導入を行いました。日記には起床、就寝の時間、その日の行動の記録、その日の感想などを書いてもらいました。面接場面で治療者がその日記に助言を加え、二週間の生活を振り返るという方法で外来森田療法を行っていきました。

「執われ」をそのままにしておけるようになる

外来森田療法導入期に就労初期だったOさんの日記には会社生活で発生してくる、「不安」「雑念」「抑うつ」等への執われが多く書かれていました。治療者は「執われをそのままにして」目の前の仕事に注意を向けるような示唆《しさ》を与えました。また、近隣の風景や四季の自然にも五感を開くようにも伝えました。Oさんは不安感という感情と行動とは別なものであることを理解され、「執われ」をそのままにしておけるようになりました。そして身体が自然に動くようになってきました。これは箱庭療法での、思考や感情よりも直感や五感（身体的感覚）を大切にする体験が生かされたことでもあります。そして「不安のまま、仕事を続けていこう」という欲求に目覚め、症状をコントロールしようとすることが少なくなりました。さらに、実は「不安」が「向上心（生の欲望）」と表裏一体であることも体験的に理解出来るようになりました。

以上述べたような、患者さん、治療者ともに症状に対する操作的な思考や意志を放棄して「自然治癒力」に委ねるとともに心身が自由になっていく体験の過程が、「他力」的ということです。「他力」的な体験とは、不安や症状への執われから離れて「今をこのまま」で生きられるようになることです。

他力とは、一般的に受け身の意味でとらえられがちですが、仏教的立場では、能動的な意味も含まれるのです。これを自然法爾《じねんほうに》といいます。

4 他の心理療法との比較

「対自的関係性」を重視する

この例から「箱庭療法」と「外来森田療法」とのコンビネーション治療がどのように行われていくのか多少はご理解いただけたと思います。また、心理療法（カウンセリング）の知識を持たれている読者の皆さまには、ここでの心理療法がいかに一般の心理療法と異なっているかにお気づきいただけたと思います。その違いとは、まず心理療法場面での構造の違いです。まず、ここでの構造は、治療者と患者さんとの治療関係（情緒的な人間関係）のみを特に重視していません。一般の心理療法では、治療者と患者さんとの深い人格的交流のなかで、患者さんが治療者に支えられ、治療が進行していきます。以上のような関係性のあり方が先に述べた「対他的関係性」の視点重視です。「深い傾聴」と言われる態度がこれにあたります。

それに対して、この療法では、治療者と患者さんとの「対他的関係性」は深いレベルで成立しているので、治療者と患者間の直接的で意識的な情緒的関係性はさほど問題になりません（結章参照）。それゆえに、どこまでも、患者さんは、箱庭や日記を通して自分自身に向き合い、治療者も瞑想等で自分に向き合うことに集中しています。外来森田療法に移行して日記に助言を加える場合でも、以上のように、「治療者―患者」という関係を深めることよりも、いかに患者さん自身が自分自身の生活に向き合うかに焦点をあてています。このような治療者が分析も解釈もしない関係性の持ち方を「対自的関係性」といいます。

次に、治療者の治療場面での態度です。治療者は箱庭療法においては、面接場面ではあたかも面接室に置かれた観葉植物のように、患者さんが自分自身に向き合いやすい環境を整えているにすぎません。また、患者さんの箱庭作品に対して、その場で解釈したり分析したりすることを一切していません。一方、森田療法期間における日記を用いた面接でも、一見すると教育的、操作的な方法が採用されているように受け取られがちですが（たとえば、治療者が患者さんの、認知の歪みを指摘することで、新しい認知や行動を学習させる等）、患者さん自身が日常生活を通して「自らの執われ」に気づくような示唆を与えているにすぎないのです。それは治療者の思考に基づく、分析、解釈、介入ではなく、かつて治療者が体験したことを直感的を伝えているにすぎないのです。以上のような治療者の態度は、箱庭療法の期間でも外来森田療法の期間においても終始一貫して無意識的であるところに特色があります。このような治療者の態度を、筆者は「非操作的態度」と名づけています。

5 ネオ森田療法

ここで紹介した心理療法は、外来森田療法がより効果的に機能するために、箱庭療法を導入に用いたものであり、森田療法の一変法とよべるものです。森田在世の時代と異なり、現代社会に多く見られる複雑な精神症状に対して、効果的に治療するための変法で、故大原健士朗氏（精神科医、一九三〇〜二〇一〇）は「ネオ森田療法」と命名しました。筆者の方法も大原氏からネオ森田療法として認められたものです[8]。ここでのネオ森田療法とは、箱庭療法と外来森田療法との併用療法を指します（以下「併用療法」と記す）。

それではここで用いられている箱庭療法や森田療法とはどのような心理療法でしょうか。

(1) 箱庭療法とは何か？

従来の箱庭療法と瞑想箱庭療法

箱庭療法とは、一メートル四方の砂箱に人間、動物、空想上の怪物、家屋などミニチュアのアイテムを用いて、患者が内的世界を自己表現することで、自己治癒力（自然治癒力）が高まり、症状が治されていく遊戯療法です。遊戯療法とは、遊びを通して精神障害の治療等を行う心理療法の技法を意味します。箱庭療法はスイス人のD・カルフ女史（スイスの心理療法家、一九〇四～一九九〇）によって、ユング心理学の理論に基づいて創始され（その原型はすでにイギリスの心理療法家、ローエンフェルト女史によって始められた）、わが国へは故河合隼雄氏（一九二八～二〇〇七）によって一九六〇年代に紹介されました。ユング心理学はカール・グスタフ・ユングによって創始され、人間の心の深層を探求する心理学です（深層心理学、分析心理学とよばれる）。ユングはまた、インド思想や中国思想を自らの心理学に積極的に取り入れました（鈴木大拙著の『禅の瞑想』の序文や「浄土瞑想」「易と現代」など東洋思想を扱った多くの講演、論文があります）。さらにカルフも鈴木大拙と交流があり、仏教や東洋思想への造詣がありました。

ところで一般によく行われる箱庭療法では、箱庭制作中は治療者が患者さんを優しく見守るような態度をとることが普通ですが、しかし筆者の場合はそれとは異なり、患者さんから少し距離をとった場所で瞑想を行い、まず治療者が「無心」に近い状態を体験するというものです。ここでの瞑想という概念、用語は宗教的行為を意味するものではありません。瞑想とは、臨床心理学的に説明すると外界からの刺激を遮断することで、外に向かう心的エネルギーが弱まり、意識下に潜在している心的エネルギーが活発になる現象を言います。そうしたエネルギーは様々なイメージや想念を伴いつつ意識に昇ってきます(9)。以上のような瞑想が成立するためには、意識の水準が下がらなければなりません。その方法の一つが、治療者が眼をつぶり呼吸を整えることです。

瞑想を用いる箱庭療法はユング派の分析家で精神科医の故織田尚生氏（一九三九～二〇〇七）によ

って創始されました。織田氏の場合は治療者の瞑想中に心に浮かぶイメージや想念を大切にして、治療者と患者との転移関係（情緒的関係）の分析を重要視しますが、筆者の場合には、瞑想中に心に浮かぶイメージや想念をそのままに放置して流していくことを大切にします。なお、「無心」とは仏教用語で「無我」を意味します。臨床心理学や精神医学の場面でこうした用語が使われることは好ましくないかもしれませんが、「瞑想箱庭療法」を説明するにあたって、日常生活でも多く用いられているので適切であると判断して、あえて使用しました。ここでの「無心」とは、自我を消滅させることではなく、自我への執われを離れることを意味します。瞑想中にイメージや想念などを流すことで、雑念のない澄み切った精神状態を体験することでもあります。自我への執われを離れることでかえって自我が柔軟に機能することから、その時、自我は無意識的で創造的な働きに動かされているとも考えられます[10]。箱庭療法の場面で治療者が瞑想することで、自らの存在や患者さんの存在すら忘れてしまうような境地を指します。この状態は決して治療者が居眠りをしているわけではなく、むしろその意識は覚醒しているのです。

瞑想箱庭療法の効果とは

なぜこの方法が用いられるかと言いますと、箱庭制作中の患者を観察することで患者さんの心に治療者が侵入的になることを防ぐためです。特に、森田神経質や統合失調症の患者さんはこうした治療者の態度に敏感であるためです。さらに、一般の箱庭療法では、患者の制作した箱庭への解釈、分析が行われますが、治療者はそれも行いません。解釈、分析自体が瞬時流動し続ける患者のこころをある枠組みで捉えることになり（ただし、治療者に想起される箱庭表現の印象は、自然なものとして大切にはしています）、そのことが、患者だけではなく治療者の心の自由まで束縛しかねないからです。こうした方法を用いる過程で患者さんの自然治癒力（自己治癒力）も賦活していきます。自然治癒力が賦活してくると、箱庭表現には中心化が見られ、曼荼羅的な作品が登場します。曼荼羅とは、仏教における悟りの象徴としての表現であり、中心のある円や四画など幾何学的構成の表現です。なお、必ずしも厳密な構成で表現されるとは限らず、宗教的象徴（神仏の像など）が表れる場合もあります。以上のような中心化をユング派では「自己」のシンボルと解釈します。自己とは「セルフ」とも訳されています。そして「セルフ」のシンボルとは「全体性」のシンボルとも言われます。意識、無意識を含んだ心の全体を指し、中心化をもたらす働きそのものでもあります。集合無意識どもいわれますが、あくまでも心理学的仮説です。

なお、カルフは、箱庭療法が治療的に展開するのは、治療者と患者間の「母子一体」という深い融合関係を通して生じた転移関係の中で自己治癒力（自然治癒力）が働くためである。とエーリッヒ・ノイマン（ドイツのユング派分析家、一九〇五〜一九六〇）の説に基づいて説明しています。しかし、筆者の瞑想を用いた箱庭療法の実践では、必ずしも、目に見えるような転移関係が存在しなくても治療は成立するということが明らかになりました。そのことはおそらく患者さんが治療者個人に融合することではなく、治療者も含まれている「場」に融合しているためと推測されます。

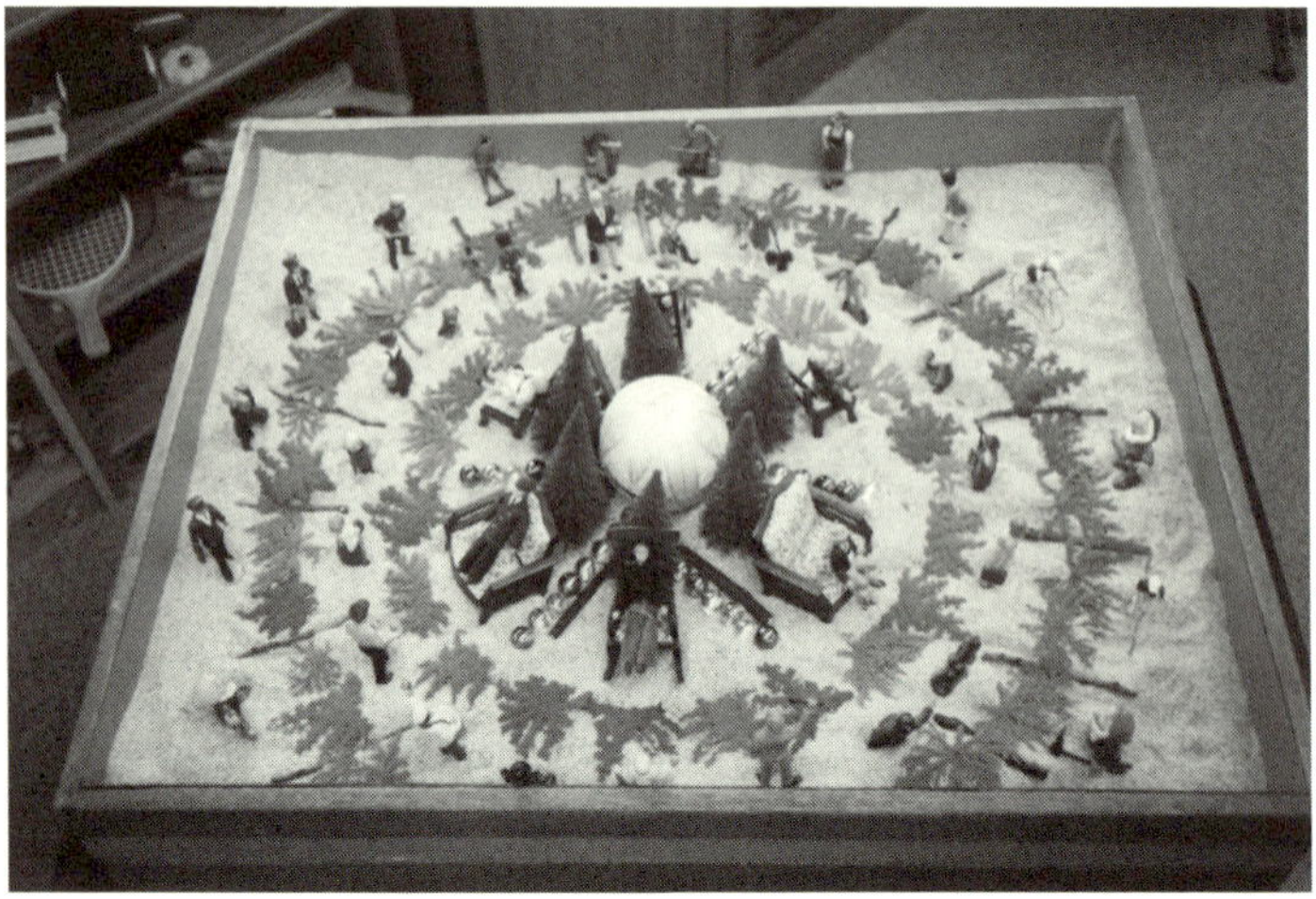

曼荼羅（中心化）のみられる箱庭

次に、最初の中心化の後の箱庭表現の過程を、カルフはノイマンにならい「植物・動物的段階」「対立、闘争の段階」と命名しています。そして最終的に統合の象徴としての「中心化」が再び現れ、さらには「社会的適応を表現する」箱庭も置かれるようになるといいます[11]。こうしたプロセスを促進させる働きが「セルフ」であり、「セルフ」が自然治癒力そのものを賦活させる働きであると仮定しています。以上の無意識的過程を経て、自我の成長もまた図られていくと考えられています。

ここに述べたような過程はあくまでも典型例であり、個々の患者さんによってその表現は異なりますが、「セルフ」が中心化として表現されていくという心理的力動だけは共通性が存在するように考えられます。なお、ノイマンに基づくカルフの説も、自然治癒力の賦活してくるプロセスを、一つの理論の枠で説明したものと考えられます。

(2) 森田療法とは？

現在わが国の医療機関等で行われている精神療法のほとんど（精神分析療法、来談者中心療法、認知行動療法等）が欧米から輸入されたものであり、そのよりどころとするところは何らかのかたちでキリスト教的世界観の影響を受けたものです。たとえば、精神分析療法では患者の言語的表現を緻密に分析解釈しますが、これは、「神はロゴスである」というキリスト教的世界観に由来するものであり、言語や論理のみが普遍性を持つという思想です。それに対して森田療法はわが国で創始された精神療法の理論と方法の体系で、ロゴスよりも直感や身体感覚を重視するという東洋的伝統に由来するところに特色があります。この療法は森田正馬によって創始され、すでに八〇年近くの伝統を持っており、現代ではわが国のみならず海外からも高く評価されています。たとえば、お隣の中国では現在六五か所の森田療法専門の医療機関があります。

森田神経質とは

さて、森田療法の対象となる精神障害は「森田神経質」とよばれるものです。森田神経質という用語には、パーソナリティの傾向性という意味と神経症の疾患名の二つの意味が含まれています。パーソナリティの傾向性としての意味では、自己中心的（注意、関心が内面に向かいやすく、周囲への客観的な配慮を怠りがち）で内向的、心配性であり、完全欲が強く、不安や心配に陥ると鳩尾《みぞおち》の部分がざわざわするという心気的傾向（これをヒポコンドリー性基調と言います）を持っていることがあげられます。以上のパーソナリティの人がストレス等に陥ると不安を主症状とする心因性（ただし、いかなる心因性の精神障害でも一部の身体因が含まれています。森田は森田神経質は素質として先天性的なものが含まれると述べていますが、これも身体因を意味しています。これについては第2章で後述します）の精神障害に陥りやすくなりますが、これが疾患としての森田神経質です。なお、森田神経質と抑うつ状態が合併した症状も多く存在しますし、純粋な森田神経質とは言い切れなくても、そうした傾向の心因性の精神疾患は多く存在し、森田療法の対象となっています。

森田療法の特徴は、その背景にある人間観、自然観にあると言われます。それらはともに東洋思想の、特に中国の老荘思想やその影響下に誕生した禅仏教や浄土仏教の影響に源流を持っています。これらの東洋思想の人間観、世界観の特色は人間の持つ自然性を信頼し、そこに立脚した「生き方」「生活の方法」を見いだしていこうとするものです。ここでの自然性とは、精神活動や身体的活動をはじめとする人間に本来備わったものを意味します。その自然性はまた、われわれの理性によるコントロールが不可能な場合が多くあります（それゆえに「内的自然」ともいわれます）。にもかかわらず、これらを理性でコントロールしようと努力するところに人間の苦悩があると、これらの思想は示しています。森田もこれらの思想と共通しています。森田は本来、理性では、コントロール不可能な人間の大部分の精神活動や身体的活動を人為的に操作しようとするところに様々な精神症状が発症するものと考え、次のように述べています。

抑も吾人の身体及び精神の活動は、自然の現象である。人為によりて、之を左右することは出来ない。然るに人々は常識的に、皆之を自己の意の如く、自由に支配することが出来るものと信じて居る。特に精神的なことについてはその通りである[12]

なお、森田が述べた、われわれの支配の及ばない精神や身体の自然の現象について、現代の代表的森田療法家である北西憲二氏は、さらに詳しく以下のように具体的に説明しています[13]。

①身体、感覚、感性など我々に元来備わっているもの
②欲望、恐怖をはじめとする感情一般
③精神の様々な活動
④自然治癒力等

ここでは身体と精神とを不一不二のものとして捉える東洋的心身一如論が説かれています。

森田療法は、理性（思考や意志などを意味する）によるコントロールを放棄することで、それとは対照的に自然治癒力の賦活を図る精神療法です。それは、精神や身体の自然の現象を理性によってコントロールすることを「自力」と喩えるならば、自力を放棄するという点においてまさしく「他力」的

な精神療法と考えられます。森田にはそこまでの自覚があったかどうかはわかりませんが、筆者は森田療法を他力的仏教的に解釈しています。「自力」を放棄することは、自我への過大な執着（我執）をある程度諦めざるをえないことでもあります。

森田はまた、以上の自然観とともに独自な心身一元論を主張しました。

精神と身体とは同一のものであり、之を静的物質的に観るとき身体であって、これを動的変化の過程で観る時が精神である。精神は活動の過程であるから、例えば線香の火の輪のように之を無形と言い得るのである。[14]

森田療法は以上の思想を前提にして、「思想の矛盾」「精神交互作用」「精神の拮抗作用」「感情の法則」「生の欲望」「あるがまま」「事実唯真」「純な心」等の、日本人の生活用語や仏教用語を多く取り入れて精神病理学の概念を創り出しました。

最初の「思想の矛盾」とは、「かくあるべき理想」と今を生きる身体が体験している「現実」との落差とそれに起因する苦悩を意味します。森田は精神の働きも身体（行為）も常に変化流動している現象にすぎないと考えました。にもかかわらず「思想の矛盾」は、現実を抽象的、観念的に把握して瞬時、変化し続ける現実を実体的に把握する傾向でもあります。この「思想の矛盾」を背景にして「不安」「恐怖」等の否定的な感情を思考や意志によってコントロールしようすればするほど、逆にそ

		治療内容		治療目標
心理機制 （思想の矛盾）		「感情の法則」 の体得		事実唯真、 あるがまま、 純な心
精神病理仮説 （精神交互作用）	⇨	「気分本位」から 「事実本位の生活」へ	⇨	「健全な生の欲望」 の賦活化

森田療法のプロセス[16]

れに執われ、否定的な感情が強化されてしまうのが「精神交互作用」です。前者を森田神経質の心理機制とすれば後者は「精神病理仮説」となります。「生の欲望」とは「生きようとする欲望」のすべてをいいますが、それは相反する「死の恐怖」の内容である「不安」「恐怖」等の感情と表裏一体であり、そこに精神の「拮抗作用」が見られると考えます。「思想の矛盾」からの執われや「精神交互作用」が打破された状態が「事実唯真」、「あるがまま」です。特に「精神交互作用」を打破するためには、「感情の法則」を体得しなければならないと森田は考えます。「感情の法則」とは、「感情はそのままに放任し、あるいは自然発動のままに従えば、その経過は山形の曲線をなし、ついには消滅する」「感情はその感覚に慣れるに従い、その鋭敏さを失い、次第に感じなくなってくる」等という意味です。感情は環境からの刺激に応じて常に変化、流動している曖昧な存在であることをいわんとしています[15]。

そして「精神交互作用」に執われた感情中心の「気分本意」の生活から、客観的事実を尊重する「事実本意」の生活に変化させ、「事実唯真」を体得させることが森田療法の治療内容であり、目標であります。

なお、森田療法には、一定の期間の入院を中心とする入院森田療法と、外来での患者が記載した、日常生活の経過観察と感想を中心とした日記を用いる外来森田療法があります。ここでは外来森田療法の事例をとりあげます。

(3) なぜ、二つの療法が併用されなければならないのですか？

それでは、それぞれが独立した精神療法であり、それなりの効果が発揮されるなら、なぜ二つの療法が併用される必要性があるのでしょうか。

複雑・多様化してきた精神症状——森田神経質非定型群の増加

現代の日本のように価値観が多様化された高度先進社会では、家族の問題や職域おける人間関係の問題などが多様化され、発症する精神症状も、高度経済成長以前とは、比較にならないくらい複雑、多様化する傾向にあります。もちろん、精神症状ですから、いくら多様化されたといっても、昔から同型、類似のものは存在していたに違いありません。ただし、現代では複雑な症状が顕在化しやすいという、時代がもたらす文化的な要因が存在すると思います。たとえば、「森田神経質」といわれる不安障害も、現在では、症状を形成する素因となるパーソナリティの傾向性である森田神経質の特徴を、充分に満たしていない場合が多くあります。こうした傾向の患者さんは従来の定型森田神経質に対して、森田神経質の非定型群と命名されています[17]。そして、定型群と非定型群との診断上の区別は、治療者が「森田神経質の診断基準」や自記式の「神経質調査票」という検査によって行います（これは理論編で説明します）。そして非定型群の森田神経質（症）で心因性の「うつ病」等が併存した患者さんも多く存在します。そのほか、森田神経質（症）でありながらも、複雑な家族関係の葛藤から心的外傷を患っているような患者さんも存在します。以上のような患者さんに対しては、薬物療法のみでは充分に効果を発揮しにくく、かといって従来の外来森田療法では、森田療法の概念（「感情の法則」「恐怖突入」「精神交互作用」等）を日常生活の中で体験的に理解させるエネルギーがとぼしく、治療の初期の段階では困難です。また、森田療法以外の心理療法においてもきわめて治療が困難な症状です。そこで、従来の心理療法の技法に何らかの工夫が必要となります。ここでの「瞑想箱庭療法と外来森田療法との併用療法」もそうした工夫の一端なのです。

自覚から日常生活へ

森田神経質（症）非定型群の患者さんの多くは、自我が未熟かつ脆弱です。そこで何らかの、指示的、援助的な心理療法が行われなければなりません。その一方法として筆者は箱庭療法を採用しているにすぎません。もちろん箱庭療法以外の精神療法の方法でもそれは可能でしょう。けれども「瞑想箱庭療法」のように、患者さんに対して非侵入的な方法は非常に希です。さらに瞑想箱庭療法を通して、患者さんが症状に対して無意識的になる体験を経ることは、外来森田療法における症状への執われを離れることへの導入機能を果たします。実はここに、両療法を併用することで「瞑想箱庭療法」が「森田療法」へとまとめられていく意味が存在します。

一方で、ある種の症状の患者には従来の箱庭療法だけでは、社会生活復帰後の日常生活上のソーシャルスキルを伴うことが少ないゆえに、治療が不充分とも考えられます（付論ではそのことの統計的な実証研究の説明を行います）。ここでのソーシャルスキルとは、日常生活において、「思想の矛盾」や「精神交互作用」等の森田療法の概念を体験的に自覚することを意味します。そういう意味ではソーシャルスキルという概念は適切ではないかもしれません。ソーシャルスキルには身体を用いた学習ということが前提になるからです。森田の方法は学習よりも体得、自覚に近い内容を持っています。森田のいう自覚とは、「思想の矛盾」や「精神交互作用」が打破された状態と同時に働く直感的な知を意味します。森田療法とは、日常生活を通してのこの「自覚」を体得するための修養といった方がふさわしいでしょう。

瞑想箱庭療法によって患者さんの自我の安定と強化を図った後に外来森田療法へと切り替え、両療法を併用することが、ここでの治療の特色です。

二つの心理療法のコンビネーションの流れ

患者への併用療法の説明

第一期　箱庭療法期

箱庭療法の始まり

- A「森田神経質の診断基準」
- B「森田神経質調査表」
- C「GAF」（DSM—Ⅳ—TRでの尺度）
- D「その他の評価」

を実施

↓

第二期　外来森田療法期

箱庭における中心化、外来森田療法導入
（外来森田療法は約一〇回を原則とするがそれ以上も可）

B、C、Dを実施

↓

終了

B、C、Dを実施

●なお、併用療法は患者の心理的、経済的負担が少ない二週間に一度の頻度で行います。箱庭は毎回置いてもらいますが、あくまでも原則にすぎず、患者の自発的意志に従います。

＊A、B、C、Dの診断は最終的には医師が行うことが鉄則である。またGAF、DSMについては巻末の付論を参照のこと。

第2章

精神科診断について

1 精神科診断について

併用療法を実施する際に森田神経質の診断法の知識は必須であり、本章では、それを理解するためにも精神科診断の基本について説明します。

原因を分類する従来の診断について

精神病理学の基本精神科診断においては、精神症状を呈する精神障害（精神の病）の原因から解説しなければなりません。ここに精神病理学的知識が必要になります。（それゆえに医師の介入が必須になるのです）。従来の精神病理学では精神障害の原因は、大きく身体因と心因に分かれ、さらに身体因は外因と内因とに分類されます[1]。

まず身体因から説明すると、外因とは、外部から脳の損傷が加わった場合とか、遺伝的要因で心の病を発症する場合などです。たとえば、前者はアルコール依存症のように、長期にわたる過度の飲酒による依存症が重症化して脳（大脳皮質）の萎縮が起こる症状などです。ここでは、明らかにアルコールが精神障害の要因になっています。内因とは、「躁鬱《そううつ》病」や「統合失調症」のように外因なしに発病し（一応は遺伝など素質的で生物学的な要因も考えられるものの）、現在のところ明確にその原因が特定できない「心の病」をいいます。

身体因 ─ 内因（素因）
　　　　 └ 外因（身体的外因）
心因

精神障害の成因(2)

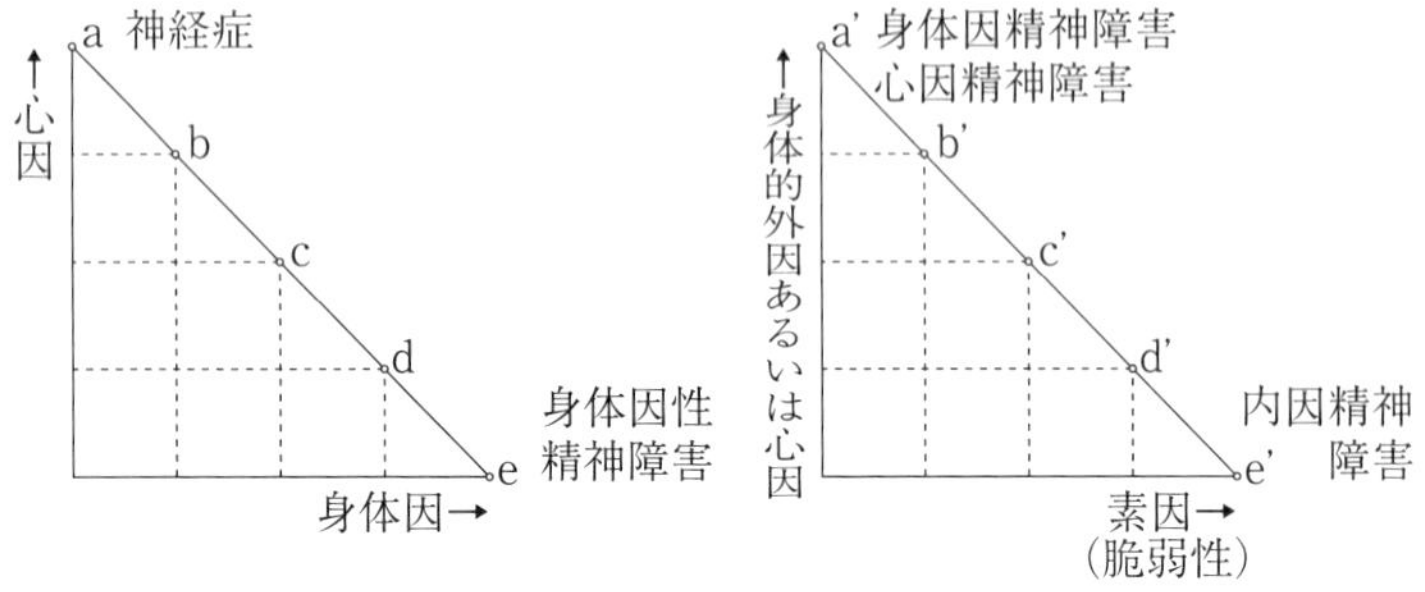

精神障害の成因の模式図(3)

そして、心因とは、生物学的要因よりも本人の性格傾向（素質的な要因に後天的に学習された感情的、意思的傾向性、行動的傾向性）に何らかの環境からくるストレスが加わり発症する「心の病」で、「神経症」とよばれています。精神障害は一般的に身体因も心因も複雑に絡み合いながら精神症状を形成するため、単純に「身体因」「心因」とその要因を特定、分類できないことが現状です。森田療法をはじめとする精神療法は、この「心因性」の精神障害の社会的寛解（社会生活が可能になるまでの寛解）を目標としています。

現れている症状だけで診断するDSM-Ⅳ-TRの診断

ところで、現代の精神科診療では、述べたような従来の分類とは異なり、精神疾患の診断に際して、アメリカ精神医学会による「精神疾患の分類と診断の手引き」（ＤＳＭ-Ⅳ-ＴＲ）[4]という診断基準を用いることが多くあります（現在ではＤＳＭ-Ⅴがすでに作成されています）。なお、その他の診断基準としては「国際疾病分類：精神及び行動の分類」（ＩＣＤ-10）という手引き書がありますが、診断する際の簡便さと以下に述べる多軸的に診断できるという利便性からかＤＳＭ-Ⅳ-ＴＲの方が多く用いられているのが現状のようです。この手引きは、「操作的診断」といわれるように原因や経過はほとんど考慮せず、現れている症状だけを基にして、「何々障害」とするというきわめて効率的な診断が行われるところに特徴があります。そして、そこにはこれまで述べた「外因」「内因」「心因」という精神疾患の要因の説明や「神経症」という診断名さえも記述されていないのです。そこで診断の際には、ＤＳＭ-Ⅳ-ＴＲの診断名と従来の「心因性の疾患」（特に神経症とよばれるの）の診断名や次に述べる「森田神経質」という診断名との異同についても、精神病理学的に検討する必要性があります。特に、ＤＳＭ-Ⅳ-ＴＲの診断名が多く使用されているのが現状ですので、その内容や特色を熟知しておく必要があります。

ＤＳＭ-Ⅳ-ＴＲの特色は、「操作的診断」（ＩＣＤも同じく操作的診断です）、「多軸診断」です。「多軸診断」とは、患者さんの症状の中心となる臨床疾患名をⅠ軸診断として、パーソナリティの障害、精神遅滞をⅡ軸、身体疾患を有する場合にはⅢ軸、心理社会的環境問題を有する場合にはⅣ軸、そしてそれらを総合的に判断した「機能の全体的評定」（ＧＡＦ）としてⅤ軸を用いて多軸的かつ全体的に診断することを特徴としています。ＧＡＦは〇点から一〇〇点までの評価が存在し（正常は七十一

点から上）、治療の初期の段階、途中の段階、終結の段階など患者さんの病態を医師が評価すること
が可能になります。その際に医師は精神科疾患以外の医学的知識も用いて総合的視点から評価するこ
とになります。たとえばⅠ軸が「うつ病性障害」でⅡ軸に何らかのパーソナリティ障害が存在する場
合にはⅡ軸は「～パーソナリティ障害」、Ⅲ軸、Ⅳ軸では特に問題ない場合には「特定できる身体的
疾患は存在しない」「特定できる心理社会的問題は存在しない」として診断します。そしてⅤ軸のG
AFに至っては必要の場合のみ実施します。

なお、DSM-Ⅳ-TRのⅡ軸においてとりあげられている「パーソナリティ障害」の項目についても、パーソナリティの改善を重視するゆえに心理療法を実施する際には熟知する必要があります。パーソナリティ障害とはドイツの精神病理学者シュナイダーによって注目された、精神疾患ではないが「精神病質」を意味する概念であり「その異常性のために自分自身が悩み、あるいは社会が悩む」ことを意味します。DSM-Ⅳ-TRではパーソナリティ障害を、以下のように分類しています。[5]

A群：奇妙さ、風変わりさを特徴とするもの（A群は妄想的な傾向を持ち統合失調症と混同されやすいが、本人は対人関係の苦悩にさらされつつも社会的適応が可能になっている）

妄想性パーソナリティ障害、シゾイドパーソナリティ障害、失調型パーソナリティ障害

（注：森田は以上のようなパーソナリティ障害でも「森田神経質」の傾向があるものの一部は治療可能としています。森田は以上の人々を「変態」と名づけています）

B群：情緒的な偏りを特徴とするもの

自己愛性パーソナリティ障害、境界性パーソナリティ障害、反社会性パーソナリティ障害
（注：森田のいうヒステリーの内容に該当するものもあります）

C群：不安を中心とするもの
強迫性パーソナリティ障害、反社会性パーソナリティ障害、依存性パーソナリティ障害
（注：森田神経質と重なる場合が多々見られます）

「DSM-Ⅳ-TR」の診断　多軸システム

Ⅰ軸　臨床疾患
　　　臨床的関与の対象となることのある他の状態
Ⅱ軸　パーソナリティ障害
　　　精神遅滞
Ⅲ軸　一般的身体疾患
Ⅳ軸　心理社会的および環境的問題
Ⅴ軸　機能の全体的評定

＊Ⅰ軸、Ⅱ軸に関しては操作的診断が行われる。

2 森田正馬の診断法

次に、森田正馬は、神経症について独自な分類を行い「神経質」という概念を作り上げました（次頁の表）。森田によって整理された「神経質」の概念は、後に「森田神経質」とよばれるようになりました。森田の分類には、すでに述べたように症状とパーソナリティの傾向性とが明確には区別されていないところに特徴があります。そんなことから森田没後、弟子たちによって、森田が神経質とよんだのは、その心理機制（症状を形成する心理学的メカニズム。たとえば「思想の矛盾」などが該当する）が健康人にも認められ、あえて病気扱いしなかったためであるという考え方すらも強調されるようになりました。

森田は神経症を神経質とヒステリーに分類して、神経質は自己内省的・理知的・ヒポコンドリー的であるのに対して、ヒステリーは感情過敏・外向的・自己中心的であるとし、神経質をさらに普通神経質と強迫観念、発作性神経症に分類しました。ヒポコンドリーとは、生理学的概念であり、身体の違和感に過敏に反応する傾向性を意味しています。[6] 森田はこれを、素質的なものであると考えました。素質的とは身体的要因を意味します。ここで注意しなければならないことは、森田が神経症の原因には素質因が存在することを述べていますが、これは固定的なものでなく環境により著しく変化するものであることを強調している点です。それゆえに、環境を変化させる主体となる患者さんの「生き方」の改善法としての心理療法が可能になるのです。さらに、森田の身体因をとりあげる考え方の背景には東洋的な「心身一如」の考え方が存在します。そして、森田は森田療法の主な治療対象を神経質に絞りました。ただし、現代では、森田神経質以外の「神経症性うつ病」も森田神経質の非定型群（森田神経質の傾向性を持っているが充分に森田神経質の診断基準を満たしていない症状）として治療の対象とされています。その際に診断の基準として用いられるものが、「神経質の診断基準」です。[7] さらにはそのほかの心因性の精神疾患に対しても、様々な技法上の工夫を加えた臨床が実施されています。

そこで診断（見立て）にあたっては現在用いられるＤＳＭ-Ⅳ-ＴＲ上の診断名と従来の診断（特に

神経症	
神経質	神経質 ・普通神経質→不眠症、頭痛、疲労亢進、胃腸神経症、劣等感等、小心等 ・強　迫　観　念→対人恐怖、不潔恐怖、雑念恐怖等 ・発作性神経症→不安発作、呼吸困難発作等
ヒステリー	

＊森田の分類には現代の精神科診断ではとうてい精神疾患には分類されないような心理的な葛藤の状態やパーソナリティの傾向性〈例：劣等感、小心〉なども含まれているところと現代では心身症にあてはまる症状が比較的多くとりあげれているところに特色がある。

それが心因性のものであるかどうか、すなわち神経症であるかどうか）との検討を行い、最後に、それが森田神経質に該当させることが適切であるのかどうかの決定に至ることが望ましいとされます。

それでは、森田神経質の診断がどのように行われるのかを説明します。筆者の場合は、次のような手順を踏みます。まず、医師は患者のエピソードから「心因性」の精神障害であることを特定した後、DSM-Ⅳ-TRによる横断的診断、縦断的診断を行い障害名を明らかにして、最後に「神経質診断基準」を用いて、患者が「定型森田神経質」であるのか「非定型群」であるのかを明確にします。その際に患者に自記式の森田神経質調査票を書いてもらいます。そして、「森田神経質」の定型群の場合には、外来森田療法を即時実施します。定型群でも重篤な場合には、「瞑想箱庭療法」から始めることもあります（最終的判断は医師が行います）。「非定型群」の場合には、最初から「瞑想箱庭療法」から実施します。なお心理療法開始時にGAFの点数やそのほかの心理テストを併用（抑うつ尺度〈SDS〉や不安尺度〈STY〉）することも可能ですが、患者さんに対して心理的バイアスの強いものは極力避けるべきだと考えています。そして心理療法は心理士が施行するか、時間と心理療法の経験があれば軽度の薬物処方とともに医師自身が実施します。なお、さらに精緻な国際診断基準については現在国際森田学会で研究途中です。

「森田神経質の調査票」は先の北西憲二、藍澤鎮雄先生等慈恵医科大学を中心とした精神科医によって作成されました。

森田神経質診断基準

次に森田神経質の診断基準を紹介します。

Ⅰ　症状上の臨床的特徴

森田神経質の症状レベルとしてA、Bの基準を満たすとともに、Cの五つの基準のうち、三項目を満たすこと

A　症状（悩み）に対して異和感を持ち、苦悩、苦痛、病感を伴う（自我異質性）

B　自己の今の状態（性格、症状、悩み）をもって環境に適応しえないという不安がある（適応不安）

C　自己内容の特徴、症状への認知、関わり合いなどの項目のうち、三項目以上を満たすこと

1　いつも症状（悩み）が起こるのではないかという持続的不安を持つ（予期不安）

2　症状（悩み）の焦点が明らかである（主に一つのことについて悩んでいる、防衛単純化）

3　自分の症状（悩み）は特別、特殊であると考える（自己の悩みの特別視）

4　症状（悩み）を取り除きたいという強い意欲を持つ（症状克己の姿勢）

5　症状の内容が、通常の生活感情から連続的で、了解可能である（了解可能性）

Ⅱ　症状形成（とらわれ）の機制

ここではA、Bの両者の基準を満たすことが必要である

A　精神交互作用が認められること：注意と感覚（あるいは症状）の相互賦活による感覚（あるいは症状）の鮮明化と注意の固着、注意の狭窄という悪循環過程の把握

B　思想の矛盾が認められること：1、2の基準を満たすことが必要である

1　症状除去の姿勢：この症状さえなかったら、自分は望むことができると考えること、あるいは不安、恐怖のない状態を望んでいる

2　「こうありたい自分」と「患者自身が考えている現在のこうある自分」とのギャップに対する葛藤

Ⅲ　性格特徴

A　内向性、弾力性の五項目

B　強迫性、弾力性の五項目のうち、それぞれ一項目以上の基準を満たすことが必要である

A　内向性、弾力性

1　内向性（自分の存在について、過度に内省し、劣等感を持つ）

2　心配性（細部にこだわり、なかなかそこから抜け出ない）
3　対人的傷つきやすさ、過敏性（些細な人の言動に傷つく、人の言動が気になる）
4　心気性（自身の身体や感覚に対して過敏となりやすい傾向）
5　受動的（イニシアチブを取れない、消極的、新しいことが苦手）

B　強迫性、弾力性
1　完全欲（強迫的に完全にしないと気が済まない）
2　自尊欲求（プライドが高い、自尊心が強い、人にちやほやされたい）
3　優越欲求（強迫的に完全にしないと気が済まない）
4　健康欲求（常に心身とも健康でありたい、まったく不安のない状態を望む）
5　支配欲求（自分や周囲を自分の思い通りにしたいという欲求が強い）

診断基準のⅠ、Ⅱ、Ⅲの基準を満たしたものを森田神経質と診断します。一つでも基準を満たさない場合はどの基準を満たさないかを明記します。たとえば、Ⅲの性格特徴として内向性への偏りが強い場合には回避性パーソナリティ障害、強迫性への偏りが強いものは自己愛性パーソナリティ障害の傾向が考えられるとされます。また、抑うつ症状があっても、どこまでも性格的要因から発症している場合には森田神経質の診断が可能であると考えられています。

次に自記式の森田療法調査票を紹介します。

【神経質の調査票（自記式・患者用）】

現在のあなたの状態についてたずねます。「はい」と「いいえ」のどちらかを撰んで答えてください。

1、私は今の自分では環境に適応できない（仕事や家庭や学校でうまくやっていけない）のではないかと不安です。
2、私は今の悩みを、非常につらく感じます。
3、私の今の悩みは、自分の性格と関係があると思います。
4、私はつらい場面（状態）がまた起こるのではないかといつも不安です。
5、私の悩みは、他の人にはない特別なものだと思います。
6、私はなんとか私の悩みを取り除きたいと思っています。
7、現在私は自分の悩みしか考えることができません。
8、自分の悩みに注意を向ければ向けるほど、悩みは強くなってしまいます。
9、私はこの悩みさえなかったら、自分の望むことができると考えています。
10、私は今の自分をまったくだめな人間と思っています。
11、私はこうありたいという欲望のため、苦しんでいます。
12、私は自分の悩みを取り除くためにいつも努力をしています。
13、私は内気でちょっとしたことでも気にする（苦にする）ほうである。

14、私は物事にこだわってしまい、なかなかそこから抜け出せません。
15、私は、他の人のいうことが気になったり、傷つきやすいと思います。
16、私は自分のからだやからだの調子が気になる性分です。
17、私は、引っ込み思案で新しいことにとりかかるのが苦手です。
18、私は、物事をきちんとしないと、気になってしかたありません。
19、私は負けず嫌いです。
20、私は自尊心（プライド）が強いほうです。
21、私はまったく不安のない状態を望んでいます。
22、私は、自分の気持ちや周囲の人たちを思い通りに動かしたいほうです。
23、私は、白か黒か、ゼロか一〇〇か、どちらかを決めないと気が済まないほうです。
24、私は内弁慶（ソトでおとなしく、ウチでわがまま）です。
25、私は理屈っぽく、頭でっかちのほうです。

「はい」が六割以上ある場合は「森田神経質」です。

DSMをはじめとする精神科診断基準の曖昧性

最後に、くり返しになりますが、DSM-Ⅳ-TRをはじめとする精神科の診断では、精神症状の程度は明確に数量化できません（ただし最新のDSM-Ⅴでは数量化への意図がうかがわれます）。それゆえに治療者の主観に作用されることが多く、治療者の臨床経験により大きく左右されるものといえます。また、その時代に流行する診断名が多く使われることもあります。たとえば、かつては「境界性人格障害」と診断された患者さんが、現代では「発達障害」と診断されることもあります。このように、精神医学の診断名は時代とともに変化してきましたが、「森田神経質」という名称は、これまで一貫して使われてきました。たとえば「あの人は神経質だ」などと、日常的に使用される用語として、生活の中に定着しています。

今回、本書でとりあげる「心の病」を患った人たちの七事例のうち五事例が「神経症」の症状で苦しんだ人たちで、診断は「心因性」の「神経症性うつ病」のことであり、残り二事例はほかの精神障害にも見られる「うつ状態」を内容としています。

次章では、この療法の事例報告を行います。事例報告とは、疾患の治療過程の、客観的で純粋に医学的（自然科学的）な症例報告とは異なり、患者の生い立ち、人間関係、時代背景などを踏まえ、生身の患者さんの個別性を尊重して報告するところに特色があります。このように患者を取り巻く環境的要因についてのみならず、かけがえのない一人の人間の人生、実存をあぶり出す方法を臨床心理学では事例性とよんでいます。それゆえに筆者の理解では事例性には、ある種の物語性も含まれるため、そこには治療者の主観性が色濃く反映されていることを認めざるをえません。

なお、プライバシー保護のために事例に登場する患者さんたちは私の相談室で典型的に見られた事例のいくつかから一般化したものであり、事例は学問性が損なわれない限りに脚色したものです。

第3章

森田神経質とその他の事例

1 A子さんの事例—うつ病性障害（大うつ病）、自己愛性パーソナリティ障害
「私は生まれて初めて「自分自身の人生」を発見しました。」

1 A子さんの見立てについて

A子さんとバブル期の終焉

A子さんは発病当時三〇代後半で、東南アジアに日本企業を誘致する企業の総合職を務めていました。三〇代半ばですでに課長となり、一〇名以上の部下を従えていました。三〇代で課長になれるということは、彼女の社内での評価がどれほどのものであったのか想像できます。実際に彼女はバイリンガルにとどまらず中国語やマレー語にも堪能で、IT機器の操作も堪能でした。月に二、三回は上海やマレーシアに赴き、睡眠時間も三、四時間という日々も希ではありませんでした。彼女が活躍していた時期、日本はバブル景気に湧いていました。商店街ではいたるところで、設備投資のためか、リニューアルした建物が目立ち、街行く人々は、ブランド物のアクセサリーと派手なファッションで

身をかためていました。マスコミやテレビで放映されるドラマも派手なものやうわついたものが多く、「不倫は文化」といった流言まで飛びかっていた時代でした。また、人々の（性欲も含め）物欲への飽くことのない欲求は、人間の心の深層にまで及び、バブルの終焉期には心の深層を支配できれば、何でも願望がかなうかのようなことが信じられ、「心理学ブーム」が到来しました。若者たちの多くは、「快、不快」のみを基準に行動することが多く、衝動的傾向に走ったり、不快な感情はすべて他人の責任として、多少の精神的不調に陥っても心療内科医やカウンセラーのもとにかけこむような状態でした。当時、境界性パーソナリティ障害とよばれる非常に衝動性の強い、パーソナリティの障害が話題になったことも、こうした時代背景を要因にしたものであったのかもしれません。カウンセリングが流行しはじめたのもこうした風潮を背景にしたものでした。「ニューエイジ」とか「自分探し」「心の癒し」とかいった言葉がもてはやされたのもこの時代です。こうしたバブル期はやがて終焉を迎えますが、A子さんに症状が出たのは、まさにこのバブルの終焉時期でした。

A子さんに対する心理士の見立てについて

A子さんはある朝突然に激しい嘔吐とだるさに襲われ救急車で緊急外来に搬送されました。内科的な処置がほどこされましたが、過度の疲労による心身衰弱以外は特別な症状は発見できませんでした。にもかかわらず今度は日々、激しい抑うつ感や自殺願望等が見られるようになり、その病院の精神科に移ることになりました。精神科医の診断はDSM-Ⅳ-TRに即して第Ⅰ軸では「うつ病性障害（大うつ病）」でしたが、強迫的な傾向の強さと、自分に対する過度の自信の強さには自己愛の偏りが目立つとのことで第Ⅱ軸では「自己愛性パーソナリティ障害」と診断されました。様々な薬物処方や電気痙攣《けいれん》療法まで施行されましたが、回復も一時的なものに止まり、精神科外来での通院と精神療法との併用が医師側から提案され、精神療法のために治療者の相談室が紹介されました。そして医師は心理士としての治療者の「見立て」について、臨床上の知見を述べさせてくださいました。心理士の診断は法的に不可能です。診断はあくまでも医師の行う行為であり、心理士は自分の診断的な臨床知見を医師の診断の参考になるように「見立て」という用語を用い報告するまでです。

大うつ病性エピソード

まずA子さんに診断された「大うつ病」とはいかなる疾患でしょうか？

それに先立ち、ここで精神科診断の基本的知識について説明します。

「大うつ病」とは先の「精神疾患の分類と診断の手引き」（Diagnostic Criteria from DSM-IV-TR）によると、「気分障害」の項目の「うつ病性障害」に該当します。たとえば、「うつ病性障害」（大うつ病）に関しては以下の項目があげられています。

以下の症状のうち五つ（またはそれ以上）が同じ二週間の間に存在し、病前の機能から変化を起こしている。これらの症状のうち少なくとも一つは、「抑うつ」気分、あるいは「興味または喜び」の喪失である。

（注：明らかに、一般身体疾患、または気分に一致しない妄想または幻覚による症状は含まない。）

①その人自身の言明（例：悲しみまたは空虚感を感じる）か、他者の観察（例：涙を流しているように見える）によって示される、ほとんど一日中、ほとんど毎日の抑うつ気分（小児や青年ではいらいらした気分もありうる）。

②ほとんど一日中、ほとんど毎日の、すべて、またはほとんどのすべての活動における興味、喜びの著しい減退（その人の言明、または他者の観察によって示される）

③食事療法をしていないのに、著しい体重減少、あるいは体重増加（例：一か月で体重の五パーセント以上の変化）、またはほとんど毎日の、食欲の減退または増加（小児の場合、期待される体重増加がみられないことも考慮せよ）。

④ほとんど毎日の不眠または睡眠過多

⑤ほとんど毎日の精神運動性の焦燥または制止（他者によって観察可能で、ただ単に落ち着きがないとか、のろくなったという主観的感覚ではないもの）

⑥ほとんど毎日の易疲労性（疲れやすさ）、または気力の減退

⑦ほとんど毎日の無価値感、または過剰であるか不適切な罪責感（妄想的であることもある。単に自分をとがめたり、病気になったことに対する罪の意識ではない）

⑧思考力や集中力の減退、または、決断困難がほとんど毎日認められる（その人自身の言明による、

または他者によって観察される）

⑨　死についての反復思考（死の恐怖だけではない）、特別な計画はないが反復的な自殺念慮、または自殺企図、または自殺するためのはっきりした計画

ただし、この方法ではすでに述べたように「心因性」と「内因性」の区別もなく、「神経症」という診断名すらも存在しません。そこで内因と心因とを鑑別しなければなりません。その方法については精神病理学的に「うつ病」の「異質性」と「同質性」という概念で説明できるとされます。[1]「同質性」とは正常な心理状態と同じという意味です。「異質性」とは明らかに正常な心理状態とは異なる心理状態ということです。たとえば、「異質性」とは「どうしてこんなに憔悴し、気力が出ないのか」いくら治療者の側で想像力を働かせてもなかなか理解・共感できない状態です。内因性の「うつ病」の患者さんにはこうした傾向が多いとされます。一方で心因性の「うつ病」の患者さんには、「やる気が出ない」「職場が怖い」「不安です」といわれても、治療者の側で、想像力を働かせ、イメージすることでそうした状態に共感することが充分に可能ということです。私は相談室に直接来所される患者さんで、明らかに、私自身の想像力を働かせても理解・共感できない方はすぐに主治医の元にリファー（紹介）することにしています。

ところで、「うつ病」には病前性格というものが存在するという精神病理学上の見解が古くから問題にされてきました。たとえば、二〇世紀初頭のドイツの精神病理学者テレンバッハ（一九一四〜一九九四）は、「メランコリー親和型人格」を「うつ病」の病前性格にあげています。テレンバッハに

よると「メランコリー親和型人格」とは、几帳面さを特徴として、仕事の上では正確、勤勉であり、他人との摩擦や衝突を極力避けようとする傾向といわれます。また、この性格の人は一定の秩序への固執性が非常に強い性格特徴を持っているとのことです。けれども一方では回避的であり、受動的で活動性が低いといわれます。この傾向の人が、秩序性が破られるような現実に、たとえば、転勤、部署替え、結婚などに直面した時に、これらが誘因となって「うつ病」を発症するとのことです。テレンバッハの説に対して、わが国の精神病理学者の故下田光造（精神病理学者　一八八五〜一九七八）は、「執着性格」という名称を用い、「うつ病」の病前性格傾向を研究しました。「執着性格」とはある種の「凝り性」のことで、情動の激しさに特徴があり、活動的であるということです。こうした性格傾向の人が、身体のキャパシティを超えて、がんばり過ぎることなどが「うつ病」発症の誘因になることを明らかにしました[2]。

しかしながら、「メランコリー親和型性格」も「執着性格」もA子さんの性格の一部は説明できても、全体を捉えることはできないようです。理由はA子さんには、秩序への愛も、ある種の事柄への激しい執着も生来のものではないようだからです。A子さんの、これまでのがんばりは、あくまでも、男性や父親を見返してやりたい、だからこそ一番になりたい。さらには、他者からの高い評価を異常に気にかけるところから起こるものでした。それは劣等感にも裏づけられたある種の理想主義であり、常にA子さんは、こうした理想と現実との葛藤に苛まれ続けて、終に力尽きたのです。森田神経質症の病前性格である森田神経質は、内向的で、「生の欲望」（向上心）が強く、常に理想と現実との葛藤に苦しみ続けるとされます。このような理想と現実との葛藤を森田は「思想の矛盾」と名づけました。A子さんには森田神経質の特徴が多くうかがわれるように思われます。ただし、目立ちたがりやで虚栄心が強く、異常に積極的なところは森田神経質とも断定できません。また、森田神経質が「うつ病」（抑うつ神経症を含めた）の病前性格であるとする明確な規定は、これまで存在しませんでした。

こうした、精神病理学の現状に対して、現代のわが国の精神病理学者、笠原嘉氏は強迫性を有する性格として、森田神経質や執着性格、メランコリー親和型人格等をとりあげ、「強迫性格スペクトラム」として定義し、「うつ病」の病前性格になりうることに初めて言及しました[3]。笠原氏の「強迫性格スペクトラム」という概念を用いると、A子さんの思春期以来の強迫行為も理解できます。そして、最後の疑問点は、A子さんの異常な自己愛の部分ですが、これは、先のDSM-Ⅳ-TRの基準では「自己愛性パーソナリティ障害」に匹敵するものとされます。DSM-Ⅳ-TRではパーソナリティ障害の項目においても操作的診断が行われ、以下のように記述されています。

自己愛性パーソナリティ障害

誇大性（空想または行動における）、賞賛されたいという欲求、共感の欠如の広範な様式で、成人早期までに始まり、種々の状況で明らかになる。以下のうち五つ（またはそれ以上）によって示される。

①　自己の重要性に関する誇大な感覚（例：業績や才能を誇張する、充分な業績がないにもかかわらず優れていると認められることを期待する）。

② 限りない成功、権力、才気、美しさ、あるいは理想的な愛の空想に執われている。
③ 自分が特別であり、独特であり、他の特別なまたは地位の高い人たちに（または施設で）しか理解されない、または関係があるべきだ、と信じている。
④ 過剰な賞賛を求める。
⑤ 特権意識、つまり、特別有利な取り計らい、または自分の期待に自動的に従うことを期待する。
⑥ 対人関係で相手を不当に利用する。つまり、自分自身の目的を達成するために他人を利用する。
⑦ 共感の欠如、他人の気持ちおよび欲求を認識しようとしない。またはそれに気づこうとしない。
⑧ しばしば他人に嫉妬する、または他人が自分に嫉妬していると思いこむ。
⑨ 尊大で傲慢な行動、または態度。

すでに先に述べました森田神軽質（症）の基準を満たしながらも、一部だけこうした傾向の見られる森田神経質（症）を森田神経質（症）非定型群と診断し、従来の森田療法の適応が困難なケースとされているのが現状です。医師の診断では心因が大きくからむ「大うつ病」ということでしたが、非定型群の森田神経質に何らかのストレスが加わったことが要因の一つとして考えられるという私の見立てを主治医に説明したところ、医師も支持してくれました。そして、「神経質の診断基準」や「神経質調査票」を実施してくれました。心理療法導入時の「神経質の診断基準」では性格特徴の項目に弱力性、内向性を特定できないこととあり、「神経質調査票」は八〇点、「自己評価性抑うつ性尺度」（SDS：二〇項目、四段階〈一～四点〉合計点を算出し、うつ病の重症度を評価する）では六二点で、

A子さんは重度のうつ病圏の範囲に含まれていました。またGAFでは四〇点ときわめて低く、仕事や学校、家族関係、判断、思考、または気分など多くの面での重大な欠陥を有するということでした。以上を根拠に先の診断名が下された次第です。

A子さんの人生模様

最初にお会いした時のA子さんの印象は、まず「うつ病」の患者さんでは考えられない（身だしなみに注意や関心を向けているという意味で）華やかな持ち物とファッションだなというものでした。エルメスのバッグとアルマーニのスーツなど、すでに終わったバブル時代の申し子のようないでたちでした。そして、愛想は良いものの時折見せる人を小馬鹿にするような微笑みが印象的でした。私はこの人がはたしてほんとうに「うつ病」なのかと疑うほどでしたが顔色は悪く、たしかに気力が減退していることがわかりました。

心理面接が進むにつれ、明らかになったA子さんのこれまでの人生は以下のような内容でした。

A子さんは某地方に、国会議員の愛人の子として生をうけました。母と一人の姉がいました。母親は某地方都市で高級クラブのホステスをしていました。父親は、普段は国会議員として東京に居所を構えていましたが、愛人とその子のために高級マンションを買い与え、毎月一度は必ずそこを訪問することがならいとなっていました。父親はA子さんたちにも母親にもすこぶる優しく、多額の生活費と二人の娘へのプレゼントをついぞ忘れたことがありませんでした。けれども、思春期を迎えた頃A

子さんは、そんな父親に対して、激しい憎悪を抱くようになりました。それは父の、母に対する優しく、時には憐憫の情さえこもった態度に、女性性に目覚めつつあったA子さんには、女性という性に対する激しい蔑視を読みとったからにほかなりません。また、蔑視されてもなお、二人の姉妹のために、働き続け、父親の愛人に甘んじる母親への、底知れぬ憐憫と憎悪との葛藤に苦しみはじめたのもこの頃からでした。

そんなある朝のことでした。自分の身体が汚れているという強迫観念にとりつかれるようになりました。その日を境にしてA子さんは、ことあるごとに手を洗いまくるようになりました。これは洗浄強迫という強迫性障害の症状の一つで強迫行為ともいいます。また、他人からの評価を異常に気にしだしました。気にする内容は学業、容姿、才能等あらゆる側面に及びました。そして、小学校、中学校における彼女の成績はめざましいものでした。何事においても徹底的にがんばり、完全主義者の彼女は、普段の学業においても、受験勉強においても華々しい成績を上げました。父親は最初そんな彼女を、ぜひ東京の超一流私立大学の付属高等学校に進学することを勧めました。その付属女子高は、大学までエスカレーター式で入学できるからです。こうした父からの助言を拒絶して地方の進学高校、そして日本で最も難関といわれる東京の某国立大学経済学部に現役合格しました。けれども、いつも自分で自分を追いつめるような日々と他人から常に最高の評価を得なければならないという強迫観念は続き、洗浄強迫も相変わらずでした。専門の経済学をはじめ、語学への勉学も熱心で、自らは自立した女性になることと、将来は発展途上国への経済的援助をしていくような仕事がしたいと考えていました。一方では政治家になりたいという気持ちもありました。それは、父への反抗心であるとともに、権力への意欲でもありました。彼女のモットーは、何事も一番でなければならないということでした。

そんな彼女に対して妹はまったく異なる人生を歩んだようです。非行に走り高校を中退してからは家出を数回繰り返し、最終的には行方不明になったそうです。

その後、A子さんはその企業に総合職として入社して、仕事以外でも派手な男性関係を繰り返しつつも、それでも三〇代の初めにすでに管理職となり、ある意味では順風満帆の人生を歩み出したかにみえました。ところが、突然、今回のような予期せぬ心身の異変が起こったのです。そしてさらなる悲劇として彼女が「うつ病」を患っている最中に、実母を交通事故で失ってしまったのです。

2　第一期　箱庭療法（前期…一三回／四か月）

A子さんの心理療法は以下のように進められました。全治療期間は二年一〇か月で約七〇回の面接を行いました。なお、今回の事例では面接の回数が長期にわたったために、心理療法の期間を便宜上、第一期箱庭療法の前期・後期、第二期外来森田療法の前期・後期に分けました。面接の頻度は箱庭療法期はおおよそ、一〇日に一回。外来森田療法は隔週ないし月一回の頻度で行いました。ところで、先に説明したように、薬物療法や電気痙攣療法のみでは、症状の好ましい好転が望めませんでした。これは、A子さんの症状に「心因」が存在するからこうした療法のみでは不充分であるという単純な理由ではなく、彼女の症状の根底には「借り物でない自分を生きるとはどういうことか」というある種の実存的、人間学的な問いが無意識的に存在していたからにほかなりません。

箱庭療法前期では治療者とA子さんともに面接の場に融合し、箱庭に「守り」を象徴するような表現が現れます。これはA子さんが心理療法の「場」で心理的に安定して、後期以降において、これまでの不健康な自我が是正され健全な自我の成長が図られる基盤が作られたことの証です。

A子さんが面接の「場」に融合する

初回の面接で、最初から外来森田療法を施行することは、彼女の「うつ状態の程度やパーソナリティの偏りからは困難と考え、心理療法の方針として初期の段階では箱庭療法を施行し、心理的な安定が図られうつ状態が軽減した段階で外来森田療法に切り替える旨を説明しました。なお、箱庭療法では、一回五〇分のうち、最初の二〇分は、この場で話したいことを話し、残りの三〇分で箱庭制作を行うが、制作というよりも砂遊びに近いものであることと、その間治療者は、邪魔にならないように後ろ向きに座り瞑想していることなどの説明をしました。なお、箱庭は毎回行うことを原則としました。

以上のような面接の構造（枠組み）が、患者さんにとって心理療法の場が変化なく一定であるという安心感を与えるものです。

初回の面接では、彼女からは「私のうつはマレーシアの支部から帰国してから始まりました。心も魂もマレーシアに置いてきてしまいました。日本に戻ってからは心が全然動かないのです。かつての私は職場以外でも得意な語学を生かして、経営学のアメリカの教養本の翻訳まで手掛けたりしました。また、いずれは自分も政治家になりたいと思っていたので、会社には内密に友人の選挙活動を応援したりして、ほんとうに輝いていました」ということが尊大に語られ、続いて治療者が生育歴を尋ねると、先に紹介したような内容の経歴と、これまた自分の過去の経歴がどんなに優れていたのかをあたかも治療者を見下すようにほくそ笑んで説明したところが印象的でした。なお、その後の面接でも、自分の過去を賞賛したり、今度は、症状を発症する以前の恋愛にまつわる自慢話や対異性間のトラブルについても多く語られました。たとえば「理想の恋人を求め恋愛を何回もし、ようやく理想の男性と巡り会いましたが、彼が不慮の事故で亡くなってしまいました。こんな不幸な女性は希だと思う」とか「私の恋愛は相手が私の能力を充分に評価することができなかったり、相手に対してこっちの理想像が少しでも異なってくると、プライドが傷つけられ、逆に憎しみと怒りが増して別れてしまうことが多くありました」とか「母の人生は一体何だったのか。私には理解できないですけれどもほんとうに悲しく寂しいです。行方知らずの妹は母の死を知りません」などが語られました。

治療者はこのような彼女の過去や母の死に関するエピソードに耳を傾け共感しながらも、症状の意味を問うことは全くせず極力私的な感情に動かされないように、目をつぶり聞き流しました。これは「共感的不問」という森田療法的な面接方法の一つです。なぜに不問なのかといえば、治療者の感情を患者さんに向けることで、かえって患者さんの依存心や自己顕示欲を引き出したり、治療者が患者の感情に巻き込まれないためですが、双方の「心の自由」が失われることを危惧することが最大の理由です。にもかかわらず、治療者が患者の影響を受けたり、患者が治療者の影響をまったく受けないことなどありえません。理由は、面接場面は双方にとっての刺激が加わる環境にほかならないからです。大切なことは共感しつつも「そのことに執われない」ことです。

以上の面接を二〇分前後毎回繰り返していくと、数回後に治療者はあることに気づきました。それは、患者さんが、最初は治療者に向かって、自分のエピソードを語っているようであったのが、実は自分自身に向かってしゃべっているように変化してきたことです。たとえば、彼女の華やかな経歴に関するエピソードと、母の突然の死に対する悲しみなどは同じ内容のエピソードが繰り返されましたが、それは回を重ねるたびに、自分自身が自由に独語することで、自分の内面にある何かを受け入れようとしているように思えたのです。一方治療者は、彼女が自分自身に語っている間は、とても心地よく、呼吸も整ってきました。そうして流れのなかで、自然に瞑想箱庭療法への導入が行われるようになりました。

たとえば治療者は初期（一回～三回）の瞑想中には患者の語るエピソードについて考えてしまったり、この方法ではたして「患者さんは良くなっていくのだろうか」などの雑念も多く出てきました。

けれども呼吸の整いとともに雑念は少なくなり、心理的に心地良い状態に入れるようになりました。

大切なことは、治療者が「患者の症状をいかに治すか」「心理療法の経過ははたしてうまくいくのか」といった想念への執われを離れることです。このような想念への執われを離れるためには、一つは、治療者の力量で患者が良くなるという思い上がった自信に対する徹底的な諦念が必要であるように思います。そのような諦念のなかで、瞑想して、呼吸を整え、身体が置かれているこの場を信じ、この場に心身を委《ゆだ》ねることが可能になります。

なお、瞑想箱庭療法では、制作された箱庭作品について、治療者が解釈、分析することは行わず、その場で自然発生的に沸き上がる印象のみを尊重していきます。解釈、分析することで、治療者が患者さんの世界を一つの心理学の理論的枠組みに入れることで、治療者、患者ともに面接場面における自由さが損なわれることを懸念しているゆえです。


最初の箱庭では中心に島が作られました。

A子さんからの作品に関する特別な説明もありませんでした。

第二回目の箱庭では鳥居に囲まれた神仏の領域、子どもを背負う母子像、神仏に祈る老婆などが置かれ、「これは祈りです。このみすぼらしい老婆が仏にすがっています。この母子像は私の母ですね。そんな連想が箱庭遊びのなかでは浮かびました」と説明しました。

その後も同様な作品が作られていきましたが第六回目で、「箱庭療法には一体どんな効果があるのですか。それから、先生は面接中も、箱庭療法中も、私の気持ちを積極的に受け止めず、居眠りをしているような態度で、どういうことなのですか？　私にはあまり愉快なことではありません。何だか私が大切にされている気持ちがしないのです。おそらく理由があるに違いないので教えてください」と初めて、患者はここでの心理療法のやり方に対する怒りと疑問を表明しました。

私は動揺することなく「この方法は、私があなたを癒すことではなく、あなた自身が、この場で心理的に自由になり、自分自身を表現できるようになるためのものです。そのためには、治療が進むとかなり苦しい感情も体験されます。けれども、そうした体験を通して症状は必ず変化していきます。私はあなたがこの場で心底自由になれる環境を提供しているにすぎません。ただし、そういうあなたに私は付き添う覚悟でいます。大切なことは理論的に考えて納得することではなく、心理療法の過程であなたの心身がこの場所で体験する事実のみを大切にしてください」と説明しました。すると彼女は理屈っぽく「それではカウンセラーの存在などたいして必要ないですね。私が理解していたカウンセリングとだいぶ異なります。……私は何事もその根拠が論理的に明確にならないと、どうしても不安になってしまうのです。……でも今はそんなことすら面倒に感じられます。もうどうでもいいですよ。……ただたしかに不思議ですね。この場の空気は、静かで心も身体も安心できます」と答えました。治療者は「そうです。そのようなこの場での心身の体験を大切にしてください」と伝えました。

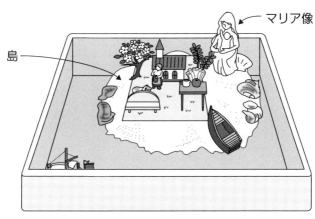

マリア像に守られている島（第六回目）

最初の中心化

第六回目の箱庭では第一回目の箱庭と同じく島を作りました。そして島が中心の一回目とは異なり、マリア像に守られている島が置かれました。そしてA子さんはその近くにベンチを置き、「これは私だけの島です。ここでは何も無理をせずに自由に生活できるのです」と説明しました。

治療者はようやくA子さんが場に融合でき、心理的な安心感を得られるようになって、箱庭に中心化が表現されてきたように思われました。ここでのセルフのシンボルが、マリア像であると考えられます。これはA子さんが治療者も含む心理療法の空間に融合してきた証であることが推測されました。

なお、箱庭における中心化は、必ずしも初期の段階で表現されるものとは限りません。治癒が進展するに従って表現されることの方を治療者は数多く経験しています。このような体験が成立すると、患者の自我がこれからの心理療法の過程のなかで成長し安定して基盤が作られたとされます。そして以上の中心化の箱庭表現はセルフが患者の意識に顕現されてくることでもあります。このセルフによって患者さんの自然治癒力が促進されると考えられます。

話題は変わりますが、入院を伴う森田療法では、最初の一週間、患者さんは個室に入れられ、食事と排泄以外は終始安静にしていなければなりません。この期間は絶対臥褥《がじょく》期とよばれます。この期間における患者さんは初めのうちはリラックスできてそれなりに楽なのですが、やがて、様々な不安や否定的感情、抑うつなどに襲われます。しかし、これを乗り越えないと、自然治癒力は賦活《ふかつ》しないといわれます。今回の箱庭療法も、森田療法の絶対臥褥期と重なるところが出てきます。

3 第一期　箱庭療法（後期…二七回／一年）

後期では患者の「うつ」の背後に存在する「偏った自己愛」の問題に患者自身が心身両面から直面されられた時期であり、箱庭には、「これまでの自分の生き方」を問い直すような「死」や「諦念」のテーマが多く現れるようになってきます。

うつ状態の悪化を通して世界観を転換していく体験

第一四回目の面接でA子さんは「最近理由もなくいらいらすることが多くてたまりません。友人もこんな私を見て、何でもできた以前の自分に戻れないことがどんなに辛いのかわかってくれないのです。そして突然激しい怒りが出てきて、もう死んでしまうしかないと思い大量に服薬しようと思ったのですが死ぬこともできないのです。かといって回復するなどとうてい望めないのです」と語り、主治医にも同じように訴えましたが、主治医からは不問に付され、患者が心理療法の場面で自らの問題に直面するように促されました。精神療法の過程でA子さんが自然にそのように変化してきたのです。そして箱庭にも初めて、骸骨が置かれたりしました。骸骨の箱庭はその後の箱庭にも何回も登場しますが、まるで、A子さん自身の内面であたかも何かが死につつあるような印象を受けました。治療者はそうした彼女の訴えを、やはり、第一期同様に聞き流しながらも「今が一番辛いと思います。ここを何とか乗り切りましょう」とだけ伝えました。それに対してA子さんは「症状を楽にするのが治療だと思います。心理治療によって逆に症状が悪化するならば、治療の意味がないのではないですか。それから、カウンセラーというものはこういう時には、患者とともに苦しみ、患者の苦痛を背負ってくれるものではないのですか」と、今度は治療者に激しい怒りと依存心を涙ながらに向けてきました。そのとき治療者は、彼女の言動に対して共感しつつも一言だけ「あなたの今が大変なことは解っています。今が一番辛い時期だと思います。必ず良い方向に向かいます」とあたかも、治療者自身に納得させるようにつぶやき、後は目をつぶり頷きました。すると面接場面の重苦しさが緩和され、やがて二人の間に深い沈黙が訪れました。その時です。治療者自身に激しい苛立ちとともに、抑うつ症状のようなものが逆転移として起こってきました。その否定的な感情に対して、治療者は注意を向けないように努めたのですが、どうしても執われてしまいます。そこで目を開け、目の前の壁を見つめて呼吸を整えました。すると、壁と治療者との間の空気が澄んでいく感覚が生じました。それによって、否定的な感情等にも執われなくなってきました。

第一六回目では「最近ますます世の中から取り残された気持ちに執われます。実際に自分は生ける屍《しかばね》のようです。こんな自分に必然的に向かい合わなければならないことは辛いです。それから、最近たびたび自分の葬儀が行われる夢を多くみます。睡眠中でも、あたかも自分自身に向き合わされているようです。プライドが一枚、一枚剝ぎ取られていくようです。身体のだるさもひどく、「うつ」を発症した時よりも調子が悪くなっています」と語りました。

そして箱庭には中身のない貝と仏壇が置かれ「この貝には中身がありません。今の私自身です。早くこの世界（仏壇）に行きたいです」と説明しました。

第二三回目では「今の私にはこんな状態の自信のない自分を受け入れることはできません。これまで、会社では、何でもできる女性として信頼、尊敬されてきました。特にマレーシア支店では私がいなければ、現地の人たちとの交渉もできない状態でした」と語り、過去の万能的な自分と現在の自分との葛藤が語られました。さらに第二五回では、職場の上司から「たとえ復帰できても部長職は保障できない」と電話で聞かされたことで「これまでこんなにも自分を高く評価してくれていたのに「う

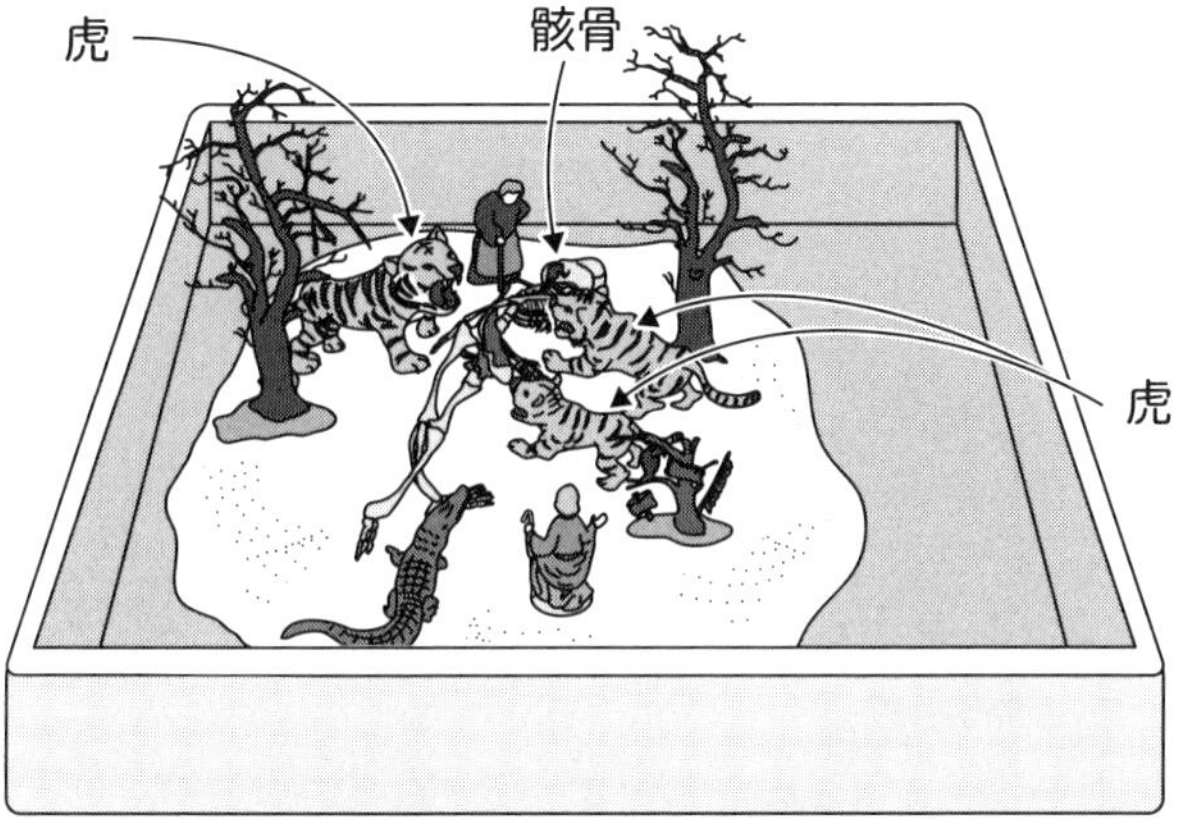

虎に食べられる老婆（第二五回）

つ」になったことでこんな扱いをうけるなんて……」と再び怒りを表出して箱庭には虎と闘う老婆、骸骨を置き、「この虎と戦い、食べられ骸骨になる老婆がともに自分です」と説明しました。

以上のようにA子さんに起こっている反応は、「彼女の内省が深まり、自分に向き合わざるをえないことで症状が一時的に悪化せざるをえなくなった」という解釈が臨床心理学では一般的な理解であると思います。けれどもそのような心理学的解釈も大切ですが、彼女に本来の自分（健全な自我が回復した状態）を取り戻させるために自然治癒力が賦活化してきたがゆえに、一時的に症状が悪化してきたと考えることの方が、筆者にはより自然であるように思われます。理由は、私たちが自分の生き方を内省したり、洞察することで簡単に生き方が変わるとか、パーソナリティが改善できるとはとうてい考えられないからです。

私たちの自我やパーソナリティの偏り、症状などが変化するためには、そうした精神活動のみならず、身体をも含めた生体の不均衡な状態からの回復を図ろうとする機能が自然に賦活してくることが必要であります。以上の反応がこの時期に出現したことは、第一期での箱庭療法の体験を通して、面接空間で心身が守られているという安全感を体感したことが原因であると考えられます。安全感を体験できることで、緊張していた心身が緩み、自然治癒力の賦活しやすい状態になることができたのでしょう。

第三〇回目の面接ではA子さんは「食事も充分にとれない状態になりました。ヨーグルトとバナナで食事をするのですが吐いてしまいます。もう活けづくりの魚のようですが生きることも死ぬこともできずに残酷です。あるがままの自分からは逃れられません」と語り、第三九回目では「もう限界です。自分に目を向けることは辛いです」と語ったのを契機に主治医から栄養指導と身体の安静を指示されました。その後、第四〇回でA子さんは約一か月間の入院を経て再び面接室に来所されました。

「死のトンネル」を抜けたA子さん

その時は以前の彼女とは異なり、顔の表情も穏やかそのものに変わっていました。「退院でき、その後は少しだけ同僚のところで静養して、引っ越しをすることを思い立ちました。それから、もう絶体絶命のところで「どうにでもなれ」、と苦しみそのものに任せざるをえなくなりました。もがくことを諦めてしまいました。そうしたら不思議と心が落ち着き楽になれてきたのです。たしかに自分が変わったことが実感できます。その時瞬間的でしたが、部屋のなかの家具や外の景色などがきらきらと輝くように見え、五感が蘇ってきたようでした。そして今となっては、これまで、なんであんなにがむしゃらにがんばってきたのか。私をあそこまで、追い立ててきたものは何だったのか考えるゆとりが少しは生まれました。自分の境遇に対して許せない自分がそうさせたのでしょうかね……」と、ここでも自分自身に対してつぶやくように語りました。

「一応は一か月後に復職するつもりです。そうはいっても職場に踏み出す勇気は今ひとつ出てきません。もちろん職位のことなど、もうどうでもいいのですが……ああ、そうだ先生、とても辛い作業でしたが箱庭が懐かしいですね」といって、最後の箱庭制作にとりかかりました。治療者はこれまでと変わりなく、後ろ向きに椅子に座り瞑想に入りました。その間も私は、これまでと同様に呼吸が深くなりあたかも心地良い眠りに入っているかのような状態でした。A子さんからの箱庭終了の合図で、出来上がった箱庭を眺めて見ると中心に鳥居、少し後方にトンネルとそこから地上に出た老婆が置かれました。箱庭制作を終えた後、「今回はほとんど考えないで置くことができました」といわれました。治療者は作品から、彼女がようやく長いトンネルを抜けることができたという印象を受けました（これは解釈ではありません。あくまで印象です）。今後は箱庭療法から外来森田療法に切り替える時期が訪れたと感じたのです。私は「次回からの精神療法ですが、職場への復帰がうまく図れるような日常生活上のアドバイスをしていきたいと思います。ただし、「〜しなさい」という生活指導はなく、あなた自身がご自身の不安感等とどう付き合うかということの行動上の示唆にすぎません。あなたの内面についての介入ではありません。助言の方法は日記を通して行います」と伝えました。

ここで治療者が注意しなければならないことは、箱庭療法という心理療法を止めて新たに森田療法を行うという、まったく異なる療法をただ単に切り替えることではないということです。箱庭療法での治療者の非操作的な態度は外来森田療法に移行しても一貫して貫かなければならないということです。外来森田療法で日記に助言を行うことは介入であり、少しも非操作的ではないではないかと思われるかもしれませんが実はそうではなく、治療者の非操作的態度によって箱庭療法に無心に集中できるようになった体験が、日常生活においても可能になるような心の準備が整ってきているので、患者は操作的、介入的な印象を持つことはなく、一方の治療者側も患者を操作することではなく、日記の内容に対する直感的な印象を伝えるにすぎないのです。意識的な助言というより無意識的な示唆に近いものです。

A子さんは「やはり、ここでの方法は私が知っているカウンセリングと違いますね。私の知っているカウンセリングは患者さんの内面に入ってきて、悲しみ、苦しみを共にするものですが、ここでは、ほとんど先生は私に対して何もしておられませんね。けれども今は最初に感じた違和感はほとんどありません。かえってその方が楽です。もし、先生が必要以上に同情的で、あの苦しい日々の自分を支えてくださると思ったら、当時の私は先生に都合の良く映るような自分を演じたり、依存心や見捨てられることへの不安から逆に激しい憎悪すら感じていたかもしれません。また、そして最終的に先生に対する軽蔑の感情すら抱いたかもしれません」といいました。そして「最終的には自分を癒すものは自分以外にはいないのですが、そういう力を人は持っているのですね」と感慨深げに語りました。

心理療法における「他力仏教」と類似の体験

なお、A子さんが体験された彼女のいう絶体絶命の状態のなかで、症状とそれを自我で操作しようとする努力を放棄したこととは対照的に自然治癒力を賦活させたことは、すでに述べた入院森田療法における絶対臥褥期に近いものです。絶対臥褥期において、患者は先に述べたような理由で様々な不安感や否定的感情、観念が蘇ってきて、煩悶せざるをえなくなります。誰もがこうした煩悶を自我によってコントロールしようとするのですが、コントロールしようとすればするほど逆に煩悶が強化されてしまうのです。この悪循環を「精神交互作用」という概念でよぶことも先に説明した通りです。そして、煩悶が頂点に達した時に、患者はコントロールしようとする自我の企てを放棄せざるをえなくなります。森田療法の思想的な背景の一つである東洋思想、特に他力仏教では「罪悪深重の凡夫の自覚」や「自力無効」という用語で説明し、その時が「他力」の救済が訪れる瞬間としていますが、森田療法ではその時に自然治癒力が賦活して患者に治癒が成立するといいます。森田はこの体験を「煩悶即菩提《はんもんそくぼだい》」という仏教的な用語で説明しています。

ただし、以上のような体験が患者に成立したからといって症状から完全に回復されたことにはなりません。患者の持っていたこれまでの不健康な自我やパーソナリティが崩壊して、ようやく健康な自我やパーソナリティを立て直す段階が訪れたということです。健康な自我が芽生え成長しつつあるわけですが、今後は社会生活のなかでさらに鍛え直され成熟していかねばならないのです。ユング派では以上のように古い不健康な自我の状態が崩壊し、新しい健康的な自我が誕生し、成長することを

「死と再生」の体験と名づけています。入院森田療法では臥褥期の後は軽作業期、重作業期、社会復帰期と作業中心とした訓練が行われます。なお、心理療法の方法論においても、臥褥の場合には一定の期間身体を静養させるという方法によって直接的に患者の身体に働きかけますが、箱庭療法では同じく身体を用いても「砂遊び」というきわめて緩い方法で、患者はイメージによる箱庭表現を通して内的な煩悶や葛藤等を表現し、それに直面するという相違点があるようです。

第四〇回目の面接時において「神経質調査票」、「SDS」、「GAF」を実施しましたが、六〇点、五二点（神経症圏）、六〇点でした。GAFの六〇点とは中程度の症状で社会的にも職業的にも中程度の困難ということでした。以上の結果は明らかに、症状の軽減を意味するものです。

4 第二期　外来森田療法（前期…二〇回／一〇か月）

この時期の患者は職場に復帰できるようになりましたが、社会生活を実践する上で不安感や抑うつ感に葛藤するようになります。そこで治療者は精神交互作用の説明や指摘と気分本位の生活から事実本位、行動本位の生活を示唆しました。

これは具体的には「感情」と「行動」と分離すること。そのためには、感情や思考よりも五感を外界に開くことを大切にすることでもあります。

なお、心理療法は隔週の頻度で実施し、日記を用いた面接を行いました。例に示したような形態の日記に対して面接場面で治療者が助言を加え、患者がその場で助言を読むことで二週間の生活を振り返るという方法です。以上のように日記を用いて行う外来森田療法を「日記面接療法」といいます。

日記面接療法も箱庭療法の場合の箱庭と同じように、治療者と患者との間に日記という媒体が存在していることで、面接場面でほんとうに自己表現したいエピソード以外は直接的に治療者と患者が対面する構造にはなりません。ここでも、治療者、患者の二者関係に起因する不必要な情緒的、なれ合い的な交流を避けることが可能となります。また、日記が媒体になっているので、患者の内面に対して侵入的になることをある程度回避することができます。

日記の書き方

第四四回目の面接でA子さんは「今日から本格的な仕事が始まりました。長いような短いような三年二か月でしたが、どうも有り難うございました。お陰さまでここまでこられました。復帰後の仕事では職位に執われないで、地道にやっていこうとはしています。けれどもそこが問題かもしれません。また元通りの元気が回復してきたら「何でもできる」と思っていた過去の思い上がった自分に戻るのではないか。そして、再び自分で自分を追い立ててゆくのではないか。そこがとても心配です」といいました。私は初めて「その時はその時、今は今ですね」と示唆しました。そして次回から上述したような日記を書いてくるように勧めました。

例

日時　天候
起床：時
午前：主に行動できたこと（仕事、行動の記録）
午後：午前と同
就寝：時
【本日の感想】感想は本日の生活や行動を振り返った内容であり、内面の記録にならないようにする。二、三行を原則とする。
【治療者からの助言】

助言の内容は、患者の「精神交互作用」「思想の矛盾」の指摘と対応、「事実本位」の生活の示唆と「生の欲望」の賦活などに（特に「生の欲望」の賦活と、「不安」とは表裏一体であることなど）焦点を当てて示唆的に行います。示唆的に行うとは、どこまでも治療者の直感に委ねられるべきものであり、治療者の無意識的な表現に近いものです（こうした助言が可能になるためには治療者自身の森田療法的な生活が前提になります）。ここでの「精神交互作用」の指摘とは、感情と行動を切り離す助言ですが、具体的には五感を外界に開くようにして行動することを提案します。そして、どんな否定的な感情も、そこに注意を向け、コントロールしようとしなければ自然に流れていくという「感情の法則」の体得を目指します。また「思想の矛盾」の指摘は完璧を求めず、「まだ充分でないところで、あえて止めておく」という助言です。

「自信のなさ」や「不安感」をそのままにしておく

その後A子さんからの日記の報告が行われましたが、最初の数回の慣らし出勤の期間は以下のような内容の日記の報告がほとんどでした（日記は主要なもののみをとりあげた）。それに対して治療者は次のような一言を書きました。

x年x月x日　晴れ
起床：七時
午前：会社（慣らし出勤のための総務部での事務仕事）
午後：同
就寝：二三時
【本日の感想】仕事には行けているが気力が充分に出ない。憂鬱である。四人部屋で周囲の視線が気になり、仕事に集中できない。以前のような自信を取り戻すことができない。

【治療者からの助言】よくがんばられているように思えます。病み上がりなので気力が出ないことが自然です。周囲からの視線が気になっても、気にしないように努力しないで、気にしつつも与えられた仕事に関心を向けて行けばいいのではないでしょうか？　勤務先に到着するまでの周囲の自然などにも注意向け、五感を外界に開いてください。

「かくあるべし」（思想の矛盾）から自由になる

x年x月x日　晴れ
起床：七時
午前：会社（慣らし出勤のため総務部での事務仕事）
午後：同
就寝：二三時
【本日の感想】以前よりは食欲は出てきました。憂鬱や不安感は相変わらずですが、何とかそれらをそのままにしてやっています。そうすると、重い「気分」は確かに流れてゆきます。ただし、以前にできていた事務の手続きなどが機敏にできず、そういう自分が疎ましくてたまりません。まだ、変なプライドが残っているようです。このような惨めな自分ではいけない。自分はかくあるべしというプライドです。今は初夏なので、新緑が匂うことが実感できます。

【治療者からの助言】ほんとうによくがんばっておられる感じがします。以前のように機敏にできないことは当たり前だと私には思われますが……。感想にも書かれているように不安な気持ちや憂鬱な気持ち、プライドがある自分も否定したりしないでそのままで仕事に臨まれればよいと思います。今、大切なことは、今の体調と心理状態で可能なことをしっかりやることですが、実際それしかできないのが自然だと思います。完全を目標にしないで六〇パーセントから八〇パーセントくらいのエネルギーでやれば充分ではないでしょうか？　今の季節を五感で体験することもよくできています。

それに対してA子さんは「こんな自分の状態のままやるしかないのですね」といわれました。A子さんの言葉には、どこか自分の万能感への諦念のようなものが感じられました。治療者はただ頷きました。なお、ここでの助言の要点は否定的な感情や気分との付き合い方であり、それは「不安等の否定的感情、気分を操作しない」ことを伝えた点です。これが感情と行動とを切り離すことです。五感を外界に開くことを通して体験できていきます。また、完全を目標とせずに六〇パーセントから八〇パーセントのエネルギーで行うことも、「思想の矛盾」の激しい、完全主義の患者さんへの助言です。ここには患者さんが「不安や否定的感情」と拮抗しながら「生の欲望」が賦活化しているという森田のいう「精神の拮抗作用」への信頼があります。拮抗するとは、「不安や否定的感情」をそのままにしておくと、自発的に欲求が出てくるということです。

そして、慣らし出勤も終わりの頃の第五四回では主に以下のような内容の日記が語られました。

> x年x月x日　晴れ
> 起床：七時
> 午前：本日で慣らし出勤の仕事の最終日。総務での事務の仕事を行う。
> 午後：同
> 就寝：二二時
> 【本日の感想】本日で慣らし出勤が終わりました。夏がくるのと、新しい部署が新人教育担当ということで不安です。体力が持つか心配です。相変わらず物忘れが激しいですが、何とか仕事に注意を向けていると、不思議と集中できるようになりました。箱庭に集中

しているみたいです。

治療者は、「よくがんばっておられますね。感想でお書きになったような体験を大切にしていかれたらどうでしょうか」と治療者の心に浮かぶことを一言お伝えしました。

治療者はようやく、A子さんの内面においても、箱庭療法での体験と日常生活での体験が一つのものになりつつあるような印象を受けました。

5　第二期　外来森田療法（後期…一〇回／八か月）

「純な心」の言葉と同時にやってくる「未来」

この時期は、患者は就労も安定して森田療法的な生活態度が身に付いてきました。「かくあるべし」という「思想の矛盾」も緩和され、健全な「生の欲望」（「不安」と表裏一体）が賦活してくるとともに「純な心」を日常生活でも表現できるようになってきました。『純な心」とは森田療法の用語で、我執から解放された素直な感情の表出を意味します。さらに新しい進路として「発展途上国」の子どもたちへの援助の仕事への転職を考えるようになります。

第六二回目の面接ではA子さんはしみじみと次のように語りました。

「夏休みも終わり、仕事も元の部署に戻り本格的になりました。作業に最初は「不安感」などへの執われのために集中できなくても、そのまま続けていくと無心に集中できる時間が増えてきました。「執われ」になりきってしまうとかえって集中できるから不思議ですね。それとともに、最近、亡くなった母や行方不明の妹に対する様々な想いが自然に湧き上がってきます。これまでの私は母の人生をなかなか受け入れることができませんでした。けれども今は、母はほんとうに苦労して私たち姉妹のために女性として自立することすら諦めて、我慢してきたのだと思います。そんなことを考えると母が哀れだという感情よりも、寂しい、人生ってほんとうに寂しいという気持ちで一杯です。ほんとうは私も妹も生きることに寂しさや虚しさを感じていたと思うのです。これまでの私はそのことに全然気がつかなかったのですね。先生、この場でもとても寂しいですね。寂しいという空気が伝わってきます。空しさは相変わらずです。生きることってそういうものでしょうか」。

「執われ」を離れることはかえって「執われになりきる」というA子さんの言葉に驚きました。森田は「苦悩を離れるためには苦悩そのものになりきる」ことの大切さを強調しているからです。さらに想起してきたという過去の体験をしみじみと語る彼女に「純な心」の表出を感じ取ることができました。

一般の心理療法では以上のような患者さんの自己表現を捉えて内省と洞察の深まりを読み取ることが常識です。けれども「自然療法」である「森田療法」では患者さんの「思想の矛盾」や「精神交互作用」が破れていく生活過程で自ずから、リアルな自分を生きている感覚が取り戻され、必然的に実存に立ち返らざるをえなくなると考えます。我執から解放されてくることの自然現象にすぎないのです。そこから以前の（場合によっては現在の）家族関係の葛藤に対してさえも、あえて、心理学的な洞察を治療者が促すことなく、自然に距離がとれるようになることが多くあります。

流れていく時間を体験するA子さん

以下の内容の日記が報告されました。

x年x月x日　曇り
起床：七時
午前：会社（経理課の事務仕事）
午後：同
就寝：二二時
【本日の感想】ほとんど周囲への違和感もなく仕事に集中できるようになっています。一日がものすごい早さで過ぎていくのを実感しています。流れていく時間と私があるようです。身体が自分の意志とは関係なく自然に動くので不思議です。

【治療者からの助言】このままでよいのではないでしょうか？ 一日が早く過ぎるという体験は私もよくわかります。この体験がとても大切であるようです。

第六五回目（最終回）の面接ではA子さんは次のように述べました。「最近、今後の自分の人生について考えるようになりました。以前行ったことのある、マレーシアの農村のイメージが不意に蘇ってくるのです。貧しい村の風景とは対照的に子どもたちの瞳と周囲の自然の美しさが強烈に思い起こされてくるのです。それからというもの、何かこの子どもたちの役に立つような仕事をしたいと考えるようになりました。それも、理屈ではなく自然にそうなってきたのです。不思議です」といいました。治療者はA子さんの言葉に何らの不自然さも感じられず、素直な「生の欲望」の発露を実感しました。また、この頃から、A子さんは最初の頃の派手な服装とはうって変わって地味なものになっていきましたがそれも不自然な変化という感じはありませんでした。

以下が最終回の日記とそれへの助言です。

x年x月x日　曇り

起床：七時

午前：会社（経理課の事務仕事）
午後：同
就寝：二二時
【本日の感想】ほとんど周囲への違和感もなく仕事に集中できるようになっています。
最近、コオロギの鳴き声がとても心地よく耳に響いてきます。秋風が部屋に入ってきて、頬をなでて行きます。何も考えずにそのままでいることだけでよいです。その場がすべてのように思えます。何も考えずにいられることが不思議でたまりません。自分の身体が秋という季節の自然に溶け込んでいるようです。
発展途上国の子どもたちへの援助の仕事への再就職がほぼ決まりました。もちろん不安感は強くありますが、こうした人生の決断もこれまでの、自分の人生の延長であり必然的なものであり、何らこれまでの自分の人生を否定する必要性を感じなくなりました。相変わらず日々の時間が早く過ぎていきますね。
【治療者からの助言】日記の感想を読ませていただきますと、内容を理解する以前にイメージの方がリアルに想起されてきますね。リアルな生活をされていますね。このままでよいのでしょうね。

助言にも書いたような、治療者側で日記の内容がリアルにイメージできるようになることが、患者さんが、主観的世界から解放されて、客観的事実にそった日常生活に戻れてきたことが推測できます。理由は、患者さんが「思想の矛盾」や「精神交互作用」のような思考や感情に振り回される生活から五感が外界に充分に開くようになってきて体験した事実を素直に表現できているゆえに、治療者が、内容をイメージしやすくなったことです。「事実唯真」そのものです。また、A子さんが日記に何回か記すようになってきた「不思議」という慣用語にも驚きを感じました。これは彼女が直感に従う行動ができるようになってきたことの証のように思われました。森田が森田療法の最終目標として「直感に基づいて行動できるようになること」をとりあげていますが、そのことを証明しているように推測できました。なお、ここでの不思議は「他力不思議」と同じような無意識的で身体的な体験であると筆者は理解しています。

こうしてA子さんへの心理療法は終結を迎えていきました。主治医の方からの薬物治療の頻度も少なくなりました。やがて、ある日を境に外来から彼女の姿が見えなくなったとのことでした。

こうしてA子さんは自分自身の人生を手に入れることができました。

最後の「神経質調査票」、「SDS」、「GAF」の結果は四〇点、四二点（正常の範囲）、八〇点（症状があったとしても、心理社会的ストレスに対する一過性で予期される反応である）でした。

2 B男さんの事例——新型うつ「ほんとうは、これでよかったのです」

1 B男さんの見立て

新型うつと森田神経質との関係

B男さんの初診時における医師の診断はDSM-Ⅳ-TRにおいては「うつ病性障害」で従来の診断では心因性の「神経症性うつ病」であり、今日社会問題化されている「新型うつ病」ともいわれました。本人のパーソナリティの問題も濃厚であるということで、主治医が私に心理療法を依頼しました。そこで筆者はB男さんの症状が森田神経質の診断基準ではどのような内容になるのかを主治医に尋ねました。心因性の「神経症性うつ病」が森田神経質と重なることは多々あります。それでは「新型うつ病」は森田神経質に該当するのでしょうか?

「新型うつ病」とは、万能感が強いパーソナリティ傾向の人が、職場等の問題で回避的になる抑うつ的症状に対して、現在つけられることの多い病名ですが、学問的に認知された正確な疾患名ではありません。バブル崩壊以後、日本社会の経済的不安定化とそれに伴う職域社会での激務等とともに、このような病名をつけられる患者さん（特に青年層）が増えてきたといわれます。「新型うつ病」は「うつ病」ではなくて、本人のパーソナリティの傾向に起因することが多い、単なる「抑うつ状態」であるともいわれます。[4] その特徴は「他罰的であり、内省的な傾向が弱く自己愛的かつ回避的で、他人からの評価をひたすら気にする」とされます。

それでは、森田神経質の定型あるいは非定型群とはいかなる関係があるのでしょうか？　一般に森田神経質の場合には他者からの評価を常に気にして、自分を責める傾向があります。自分を責める傾向性を自罰的といいます。以上の比較からは「新型うつ」の症状は「森田神経質」とは異質に見えます。

ところが森田療法専門医の北西憲二氏は、以上述べたような傾向性を持ったパーソナリティの人々が現在増加している点に留意され、これらの人々の持つパーソナリティの傾向性の共通項として、特に自己愛への執われの強さをとりあげ、こうした傾向の病理を「我執の病理」と命名し、森田療法の治療対象としています。[5] そこで、筆者はB男さんに診断された「新型うつ病」、一見従来の森田神経質とは異なりますが、実は森田神経質の傾向性を持つパーソナリティの病理で、森田神経質の非定型群に収まるものと推測しました。主治医の森田神経質の診断では「神経質の診断基準」では性格特徴の側面で強迫性、強力性の項目が特定できないこと、それでも「神経質調査票」は六〇点、ＳＤＳは五二点で前者では森田神質、後者ではうつ病圏に属し、ＧＡＦは五五点（社会的、職業的、または学校の機能における中程度の困難）が示されました。なお、治療者は強迫性、強力性が特定できないことが、回避的であり、上述したＤＳＭのクラスターＣ群の回避的パーソナリティ障害の傾向もあることも推測されました。

Ｂ男さんの挫折

Ｂ男さんが某クリニックの紹介で私の相談室に来られた時、彼は二〇代後半の青年でした。

Ｂ男さんは大学院の博士課程を修了して、当時は超一流といわれた某家電企業に入社して、そこの超伝導研究室に配属されました。研究室への配属が決定した時、自分が大学院時代から希望していた実験や研究ができるということで、仕事に対する高いモチベーションを持っていたそうです。ところが、日本経済の悪化と不況に伴い、これまで一流といわれた某家電企業の凋落も激しく、組織の大規模な縮小をせざるをえなくなりました。そうした状況下でＢ男さんの研究室は解散させられ、彼は他部署に移動させられました。新しい部署での仕事は研究というよりは、事務仕事がほとんどで、Ｂ男さんはすっかりやる気を失い、仕事上のミスも増えてきました。その結果、上司から厳しい叱責を受けました。

その翌日からＢ男さんは出社することが怖くなるとともに、激しい抑うつと倦怠感に襲われるようになりました。そこで、精神科医のもとを訪れ、彼は現状を報告しました。医師は最初、Ｂ男さんのいう「上司からの叱責でうつになった」というエピソードを聞いて、「それは単なる気分の落ち込みで、うつ病なんかではないでしょう。少し休養をとればよいでしょう」と助言されたそうです。それに対して彼が「私は明らかに、病気です。現に食欲が出ないし、職場のことを考えると怖くて眠れません。薬をください」と食い下がりました。一応抗うつ薬を処方されましたが、六か月過ごしてもほとんど症状に変化がなく出社できない状態が続いているとのことでした。

そんなB男さんの日常はゲームや、インターネット等にあけくれる毎日で「うつ病」患者の人たちのような激しい心的苦痛が見られるほどではないということでした。

筆者の相談室を初めて訪れたB男さんは、背広とネクタイを貴重面に着こなし、とても知的な顔立ちで上品な印象をうけました。ただし表情は暗く、「抑うつ状態」にあることは明らかでした。「私はこれまでカウンセリングを受けたことがないのでよくわかりません。ここが医師からの紹介されたところなので、信頼して先生にお任せいたします。よろしくお願いいたします」と慇懃に挨拶されこちらの方が緊張してしまうくらいでした。

それでは実際にB男さんの心理療法の内容に入りましょう。

2 第一期 箱庭療法（前期…全一五回／八か月）

前期では外来森田療法への導入できるような自我の成長と安定を図ることを目的に、箱庭療法の導入を行いました。現実的には会社への復帰が可能になる時期です。なぜ箱庭療法から始めたかというと、患者さんの「抑うつ」状態が強く、いきなり外来森田療法を通して自らの日常生活への観察に関心を向けさせることが、本人にとっても辛いことだと推測したからです。また、「併用療法」においては、箱庭療法から始めることで、箱庭における遊びを通した「無心」の体験が、外来森田療法に切り替えた際の「精神交互作用」等の体験的理解をより容易にするところであり、これが併用療法の要点の一つです。面接の頻度はおおよそ二週間に一回でした。

B男さんのよそよそしさ

第一回目の面接でB男さんは「会社に行くのはとても怖いです。どうしても上司とそりがあわず一方的にパワハラを受けるからです」というので「どんなパワハラを受けたのですか」と質問すると、「私が作った書類を何度訂正しても、けちをつけ最終的にはどなりつけられるのです。パワハラ担当の課に訴えても、たいして相談にものってくれず、逆に当社のリストラの状況などを説明されるありさまです。組合もあてになりません。もう、出社するのは辛いです。気分が落ち込んでずっとアパートにいます」と答えました。そして、治療者が「併用療法」の内容について説明すると「何でも、この現在の不快感から解放されればいいのです」と答えました。そこで箱庭の制作を勧め、治療者は後ろ向きになり、いつも通りの瞑想を始めました。

ところが今回に限り、私自身が瞑想に入っていく心のゆとりを作れないのです。理由はB男さんと治療者が同じ面接空間に存在しているということを実感できない、よそよそしさからくるものでした。彼の存在が身近にあることを感じられないほど彼は他人の存在や場に鈍感なのです。彼の周囲の空気の読めない状態から現在の診断では「発達障害」が加わるかもしれません。さらに、DSM-Ⅳ-TRのクラスターC群だけではなくA群の人々により多く感じる気配すらありました。けれどもB男さんの場合には、「自分にしか関心を持てない」という自己愛への執われのように思われました。

約五分後にB男さんは、公園を作り、そこに外車のBMWを置きました。

「まあこんなことでも気分はまぎれますね」といいましたがいかにも退屈そうでした。

その後もB男さんは、昼夜逆転の生活を続け、夜間はゲーム、昼間は居眠り、ビデオを見るという、まるで不登校の青少年のような不規則な日々を送っていました。こういう時に治療者は何か一言いいたくなるものですが、このように彼に対して思いを巡らすこと自体が、治療者自身が「彼の症状をいかに変化させるか」という操作的な思考に陥りはじめていることに気づきました。

ところが、第三回目の面接を境にしてB男さんの心理状態に少しずつ変化が見られるようになりました。

第三回目の面接でB男さんは「いままでは、会社や上司からもあたかも監視されているかのような圧迫感に苛《さいな》まれましたが、最近ではそれがなくなり、代わりに原因不明の焦燥感に苦しめられています。圧迫感があった時にはそれを忘れるためにゲームなどしていましたが、今はその必要もなくなりました。代わりにいらいらすることが多くなりました。そして、何をしても面白くありません。月賦でせっかく手に入れたＢＭＷを運転しても、まったく感動できません。それから、自分には、心から安心できる場所が全然ないことに気づきました。どこにいてもよそよそしいのです」といいました。治療者はこの時、Ｂ男さんの体験している日常生活上のよそよそしさと、治療者が面接場面でＢ男さんに感じるよそよそしさが奇しくも一致していることに気づきました。そして初めてＢ男さんの「空虚感」「無力感」のようなものを身近に体験することができたのです。それ以降、治療者は面接場面での瞑想に比較的楽に入っていけるようになりました。ただしその体験に執われることはありませんでした。

箱庭では、動物や子どもたちのいる公園に外車のＢＭＷを置き「これが私の車です」と説明しました。

「場」にようやく融合できたB男さん

そして第五回目の面接で「最近は原因不明の不安感に苛まれています。不安感に駆り立てられるのです。それだけではなくて激しい倦怠感もあって何もしたくありません。これも最近のことですが、私がこのような状態になった原因は、もちろん会社にもありますが、それ以前に両親にあるようです。私は一人っ子でした。父親は某国立大学の理系の教授で母は病院の薬剤師をしていました。小学生の頃から、将来は国立大学の医学部に入るようにいわれ塾や家庭教師をつけられました。私立の中、高一貫校に入学したのですが、国立大学の医学部には合格できず、父の薦めで某国立大学の工学部に入

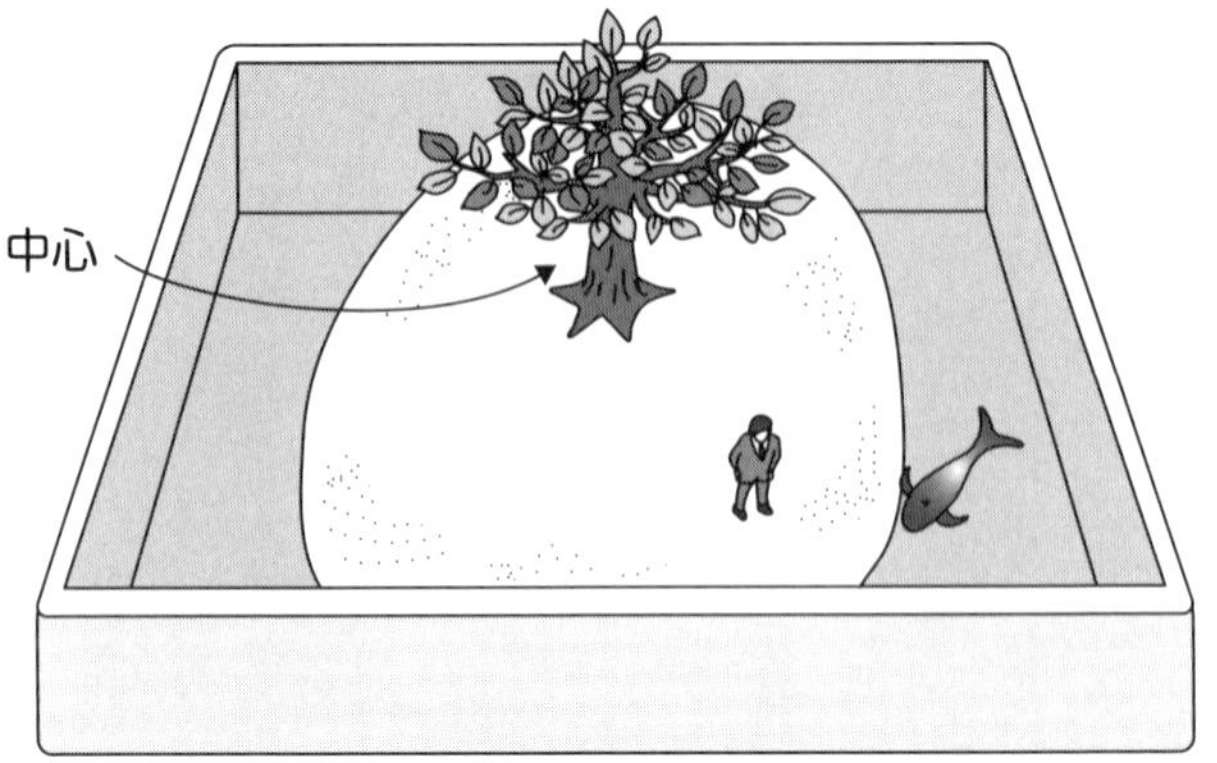

島と大木（第五回目）

学させられ、たいして興味もないのに電子工学を専攻して大学院にいきました。そこでも教室の教授とはうまくいきませんでした。現在の企業は、そこでの研究を継続できると思い入社しました。私の自発的な意思なんかほとんどなかったでしたよ」とつぶやくように、初めて自分自身に語るように自分の心境をあからさまに吐露したのでした。

治療者は静かに頷くとともに「よくがんばってこられましたね。あなたのご苦労には共感できます」と、ここでもあたかも治療者自身に語るようにつぶやきました。そして、B男さんの家族をめぐる葛藤等には、あえて触れませんでした。

この回のB男さんの箱庭では、中心に島を作り、島には大木を一本置き、近くに青年のアイテムを並べました。そして「ここは自分だけの島ですが、とても孤独で寂しいです」と説明しました。治療者には、B男さんと治療者との間に治療関係が成立して箱庭に中心化が現れたような印象をうけました。

第七回目では「取り乱すようなことはなくなりましたけど、やはり不安には駆られます。それから、最近英文の『ネイチャー』と『サイエンス』という雑誌論文を読むことが楽しくて、辞書を調べたりして没頭できるようになりました。義務として読んでいるのではなくて『やはり自分はサイエンスが好きなんだ』ということを実感しています」といって早速箱庭の制作に入りました。箱庭では、オアシスに群がるたくさんの動物を置きました。「リアルに動物たちを置きたかったのです」と説明しました。なおクライエント本人が意識化しなくても、科学論文を読んだり、それに自然に没頭できるのは、箱庭に中心化が現れたことからも心的エネルギーが強化され、健全な「生の欲望」が多少は賦活してきたようにも思われました。「生の欲望」は、患者さんの意識的な気づきよりむしろ無意識的に賦活化してくることが多いからです。治療者はその無意識的な働きを大切にして注意を向けていくことが何よりも大切です。無意識的な働きとは、東洋思想における「他力」という仏教的な概念と重なり、「生の欲望」も、同じく浄土仏教における「本願」（如来の真実の願い）という概念で語られる無意識的で身体的な「純粋な意欲」の意味に相当するものでしょう。

箱庭では沙漠のオアシスや病院、駅などを置き、レールとトンネルから出た電車を置きました。そして「これは再開発されつつある小さな街です」と説明しました。箱庭からはB男さんの内面に新しい動きが始まったような印象をうけました（印象とは解釈ではなく、箱庭作品を見る治療者に自然発生的に生じるイメージです）。

第九回目には「あまり変化はないですが、追われる感じからすっかり解放され、明日の心配も不必

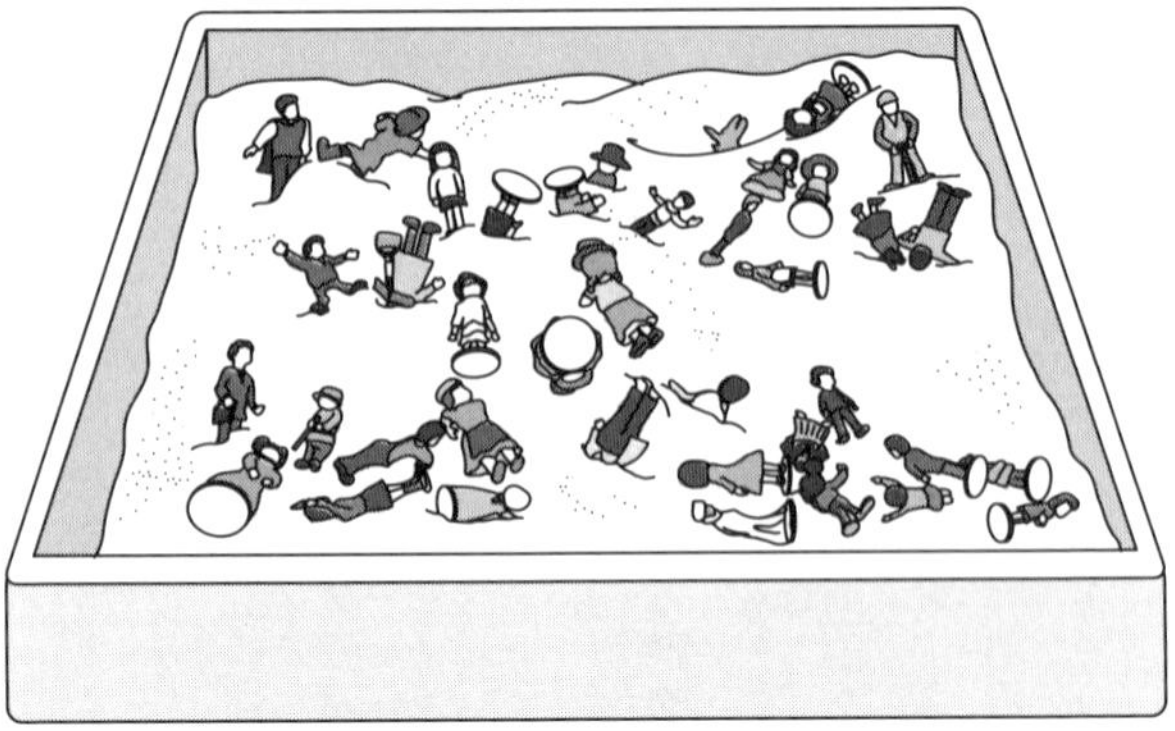

闘って倒れたたくさんの人間たち（第一〇回目）

要になってしまった感じです。科学雑誌を読むことに没頭することと、もしかしたらこれは箱庭療法からの影響かもしれません。子どもの頃よく作ったプラモデルを作り、それを部屋に飾ったりしていています」といいました。箱庭には中心に黄色いガラスとそれに向かって周辺にビー玉を並べて置き、「これはまとまりのある宇宙でしょうか」と説明しました。

以上のような箱庭療法を通してB男さんは自分の心のなかにあたかも宇宙（コスモロジー）を発見しつつあるように思えました。

ところが、第一〇回目から再び、症状が悪化しだしました。「抑うつ状態」が強くなりはじめたのです。「最近は、再び何もかも面白くなく突然、自暴自棄になったりします。再び強い倦怠感に襲われたりします。そんな時には、もう死んでしまいたいと思うほどです。身体中がだるくなってきました。倦怠感と他人との関わりを避けたい気持ちがまた出てきました。焦燥も強くなりプラモデルを壊したりして怒りを爆発させることもあります。ここに来るのも面倒です。ただ、面倒でここに来る気もしないのですが、相談室に来てしまうと落ち着きを取り戻せるから不思議です。これまでの人生でこんなに理由なくいらいらしたり落ち込んだりしたことはめったにありませんでした」といい、箱庭ではたくさんの人間たちを闘わせ倒すという、壮絶な作品を置きました。

治療者はB男さんの症状の悪化は、A子さんの事例と同じく、症状が好転する際に一時的な悪化が見られる反応であり、ユング心理学的には、彼の無意識世界においては不健康な自己愛的自我を修正するセルフの働きが賦活化してきたことを推測しました。箱庭作品ではカルフのいう「闘争の段階」を意味しているように思えました（ただし面接場面ではこのような分析は行いません）。以上のような箱庭における闘争の段階を岡田康信氏は「自我と自己の関係が不安定なために、揺れ動き、混乱していることを意味している。自我は肥大化されたり、狭小化されたりして不安定になる、そして攻撃的になる」と説明しています[6]。なお、「自分の症状に直面して、心理的な葛藤を体験するという点では入院森田療法における「絶対我辱」の体験に近いように思われます。ただし、箱庭の制作に入るということからは、同じく入院森田療法の「軽作業期」にも重なるものです。

第一三回目では「もうこの二週間は地獄の苦しみでした。過去の嫌な思い出に苛まれ、不安感、焦燥感でいっぱいになり死にたくなりました。けれども、ぎりぎりのところで、「もうどうにでもなれ」と開き直れたら、逆に少しずつ、倦怠感や焦燥感がなくなってきました。この間、少しだけドライブをしてみました。海に行ったのですが、気分はまずまずでした」といいました。治療者には、B

男さんがある程度、自分の自己愛を断念したように思われました。自我の努力で、自然に発生してくる否定的感情を操作することを諦めたところから、逆に自然治癒力が賦活することこそ「治すことから任せることへ」にほかなりません。任せる対象は、自然治癒力そのものです。

箱庭では再び新しい街を作りました。B男さんは「再びの街作りでしょうか」と説明しました。

第一四回目では「やはり、海外の自然科学論文を読むことは楽しいですね。私の人生は親のひいたレールをまったく受け身で走らされてきたように思っていましたが、私自身、自然科学が好きであることは真実で、そちらの方向に関心が向くことは私の自発的な意志なんですね。……会社の件ですが、うまくいかない上司のこともありますが、四月から何とか会社復帰してみたいという気持ちが出てきました。もう、逃げても仕方ありません。来週、不安感はあるのですが産業医（労働者の健康管理に当たる医師）にそのことを相談してみるつもりです」といいました。

箱庭では中心に色とりどりの花を置き、そこに向かって樹木で守られた道を作り、道路には白い自動車を置きました。「春の林道を自動車で走ってみたくなりました」と説明しました。そして小さな声で「人生は辛いこと、傷つくことばかりで耐えられなくなるけれども、研究者としてやっていきたい」と呟《つぶや》きました。

箱庭の中心に置かれた花々からは治療者には、再び中心化が起こり、B男さんの呟きからも彼が社会復帰する時期が到来したような印象をうけました。

第一五回目では、「産業医と相談して四月一日から会社に復帰したいと思います。最近は気分も落ち込まず、食欲も出てきました。倦怠感もなくなってきています」といい、箱庭ではトンネルから出たペンギンと迷路を作りました。そして「これは迷路で、このペンギンがこれから遊ぼうとしています」と説明しました。そして「小学生の頃はこうした迷路遊びを無心になってしていたことを思い出しました。箱庭もそんなものでしょうか」といいました。

第一五回目の後、B男さんは、会社に出社して会社の人事部に出かけ復職の手続きをしたそうです。その時の様子は次のように語りました。「人事部の窓口で書類を渡され記入しソファーに座って指示を待っていた時、何だかこの会社に初めて来たような感じをうけました。妙にリアルなのです。不思議です」。

最後の箱庭では中心に芽の出た切り株を置き、周囲を動物たちが見守るという作品を作りました。そして「見ての通りです」といいました。今回も「神経質調査票」と「SDS」、「GAF」を実施しました。四〇点、四六点（軽度の抑うつ）、七〇点（いくつかの軽い症状がある）で症状の軽快が確認されました。

3　第二期　外来森田療法（前期…一〇回／五か月）

第二期はB男さんの復職とともに始まり、そこで外来森田療法への切り替えが行われました。外来森田療法では日記を用いて、毎日の生活を観察して振り返ることを行いました。治療者は日記の内容から、規則正しい生活への助言、同僚や上司の言動に対する精神交互作用の指摘と打破への示唆を行いました。精神交互作用の打破に関しては、箱庭療法の期間にすでに体験している非操作的態度（「治そうとすることから任せることへ」）が現実生活のなかで生きてくることが期待されました。そして、日常生活のなかで五感を開くことの訓練も提案しました。B男さんの完全主義的傾向の指摘等や箱庭療法期において無意識的であった「生の欲望」の現実化させる治療者の側で半ば無意識的、無意図的に行ったようです。

B男さんの日記とそれに対する治療者の助言は以下のような内容でした。

まず復職時のものから紹介します。

仕事に集中できない自分を受け入れる

x年x月x日
起床：六時
午前：会社に提出する実験データの処理の仕事。

午後：文献の翻訳の仕事。
就寝：二三時
【本日の感想】ようやく復職したが、いきなり実験データの解析の仕事を任され、期日に遅れたら、チームリーダーである上司から再び叱責されることが不安になった。とにかく、会社にいることは不安であるが、以前のような恐怖心はほとんどない。
【治療者からの助言】がんばっておられるようです。「不安のままで、目の前の仕事に集中していきましょう」といっても集中できないのが自然です。集中できない状態でやっていきましょう。ただ、就寝の時間をもし可能ならばもう少し早めた方が朝は気持ちが良いです。

以上の示唆は結果的にB男さんに「精神交互作用」への指摘と「規則正しい日常生活のルーティンの確立」を与えることになったようです。B男さんは「集中できない状態で目の前のことをすればいい、とは面白い」といいました。そこで治療者はつい「不安をそのままにしておけばいいのですよ」と答えました。B男さんは瞬時不可解な顔をしました。

それでもB男さんの復職後の精神状態は少しずつ安定してきました。もちろん欠勤する日もありました。そんな矢先B男さんの自己愛が傷つくような事態に遭遇しました。それは、実験での失敗を主任から再び強く叱責されたのです。

「気分本位」から「事実本位」へ、そして五感が開かれること

x年x月x日
起床：六時
午前：実験に失敗して主任から「この実験が滞ると我が社での損失は一〇億円に上る。どうしてくれる」と厳しく叱責された。
午後：午前での主任からの叱責で頭の中が真っ白になり、集中力もなくなり、不安感ばかりが強まってしまった。
就寝：二三時
【本日の感想】再び、不安と抑うつ状態に陥ってしまった。明日からは会社に行けそうもない。
【治療者からの助言】上司からの叱責はあなたの実験のミスへの指摘であり、あなた自身を叱責したものではないでしょう。あなたの人格が否定されることと、行動上の問題点を指摘されることは異なります。大切なことは、今回のミスを今後の経験に生かすため

に内省することよりも、ミスの現場をよく見ることです。ただし、いくらミスしないように細心の注意を払ってもミスが起こることを避けられないのが人間ですので仕方ないですね。なお、どんなにやる気がなくなっても、不安や恐怖に執われても、身体の病気や疲労でない限りは回避しないで会社に行かれた方が最終的にはその日の気分は良いものとなるでしょう。

ここでの助言、結果的には、「気分本位」から「事実本位」へと示唆を与えるものとなりますが、ここでも治療者が意図してこのような助言を行っているわけではなく、日記を通して、治療者に自然に沸き上がった想念を言葉にしただけのものです。

以上の助言に対してB男さんは「私の方でまだ、どうしても他者からの批判に対して、それを自分の内面に引きつけてしまうところがあるようです。このあたりが問題なのかもしれません」といわれました。その時、治療者は、初めてB男さんに「他者の言動を内面にひきつけてしまう状態を「我執」というのですよ」と説教的に伝え、「我執」の意味を説明してしまいました（後で反省しています）。すると彼は「以前の自分でしたら、先生からの説明も単なる精神論の説教のように聞こえてしまい、充分に理解できなかったと思います。箱庭療法での体験を通して、我執とか精神交互作用とかいうものが、どういうものかようやく日常生活のなかで体験的に理解できるようになってきました。要は、自分への過剰な関心や期待を持たないで仕事中心に動くことなのですね。箱庭で体験したことは自分への過剰な期待を捨てると、かえっていろいろなイメージが遊びのなかで自然に生じてきて、心も整理されてくることでしたね。実生活では難しいことが多いですが、どういうことかは直感的には理解できます。それらを心の深いところではわかっているのです。他人からの評価など、私にはどうにもできるものではないということも、またミスの問題も……」といわれました。この時治療者は「人間には自分の力で可能なことと不可能なことがあります。他人からの評価は不可能の領域に入るのではないでしょうか」と伝えました。これは、自我の過信に対する諦念を促す介入ですが、治療者が無意識的に伝えたことです。

その後、彼は会社での日々の仕事をこなすことができるようになりました。ある日こんな感想が書かれていました。

x年x月x日　曇り
起床：六時
午前：実験。生まれて初めて主任にお世辞をいうことができた。主任の機嫌は上々で過ごしやすかった。

午後：久しぶりに自分でやりたい実験ができた。まあまあの結果だった。

【本日の感想】今日初めて大嫌いな主任に対して、世辞がいえた。非常に不思議である。以前の自分だったらできなかったことだ。主任もことのほか上機嫌で人間って自分も含めて単純だと思った。それから、以前先生からいわれたことを思い出し、起床後すぐに、周囲の風景を漠然と眺めてみた。日差しが強く若葉を照らし、もうすでに初夏である。自分の心の世界とは関係なく自然は動いているんだな。

【治療者からの助言】職場で同僚、上司にお世辞をいえるようになることも、それも自然に出た言葉であるのなら大切ですね。人間関係の潤滑油になるでしょう。そだけB男さんが自分自身への執われが少なくなったのでしょう。対人関係を思考や意志でコントロールすることは困難なので、他者に対する自然な感情や欲求を今後も大切にされたらいかがでしょうか。自分の思いとは関係ないところで季節は変化し時間が流れるという事実は大切ですね。


B男さんは主観の世界に閉塞せず五感が少しずつ外界に開かれてきたようです。なお、執われが少なくなると、自分を意識せずに自然に言葉を発したくなるものです。自己愛が強い人はどうしても他人を誉めることが苦手です。理由は、ほんとうは自分自身に対する評価が低いからにほかなりません。なお、あまり評価していない部下から誉められて、不機嫌になる上司の場合にも、やはり上司自身は低い自己評価しか持ち合わせていない場合が多いのではないでしょうか？　ともあれこうした他人からの評価は私たちにはどうにもできないものとして存在しています。それゆえに、それを操作したいという執われを離れるしかないのですが「そんなことはたいした問題ではない」と自然に体得されてくるのです。

やがてこうした経験を通して彼は職場の仕事に少しずつ喜びを感じられるようになっていきました。

x年x月x日　晴れ
起床：六時
午前：自分のペースで実験や効果測定ができてとても楽しい。実験の工夫もいろいろ試してみると実に充実する。
午後：午前と同じく実験に没頭する。実験が終わって庭の花壇を眺めると向日葵が鮮やかに咲き誇っていた。生暖かい初夏の空気を実感することができた。
就寝：二三時
【本日の感想】最近自分のペースで実験に没頭できるようになった。たとえ、自分の得意とする分野でなくても、いろいろと工夫していくと仕事がとても楽しくなる。この楽しさに較べると他人からの評価などあまり意味がないものに思えてくる。
【治療者からの助言】このままでいきましょう。

ある時にはこんな日記も書かれました。

x年x年x日　晴れ
起床：六時
午前：実験の結果をデータベースにうちこむ。
午後：午前と同様の仕事を終え、五時から忘年会に出席する。
就寝：二三時
【本日の感想】これまで、人間関係が地獄のように思えた忘年会に難なく参加できた。そこではいろいろ同僚や上司とたわいもないことをしゃべった。不安感で一杯だったが、不安のまま、おどおどしながらも、天候や今日のニュースなど外界の事実についてしゃべった。その場で何をしゃべったかよく覚えていないほどである。どうしてこうなれたのか考えてみると、自分は会社の仕事に対して、不安なままに自分を没入できるようになることの快感を知ったからである。これまでのようにあたふたしないで、ほんとうはこれで良かったと思います。

【治療者からの助言】不安のままでも仕事に没入できることは、「不安」と「～したい」という欲求が実は表裏一体なんですよ。

そして、終結が近くなったある日の日記に次のような体験が記されていました。

x年x年x日　晴れ

起床：六時

午前：実験の結果をデータベースにうちこむ。

午後：午前の仕事のデータの整理。

就寝：二二時

【本日の感想】本日の夜、久しぶりに自転車で近くのコンビニに買い物に行った。初夏の空気がとても気持ちが良かった。突然何かが顔に張りついてきたので手でつかむと、何と生きた雨蛙だった。その時初めて「生きている生物に触れた」というリアルな実感を持つことができた。これまでの自分がどれだけ観念過剰の生活をしていたのか身に染みました。

【治療者からの助言】そうした体験を大切にしましょう。

ここで初めて「生きている生物に触れた」という体験がB男さんの主観の破れであり「思想の矛盾」が瞬間的に打破された状態であることは疑う余地はないでしょう。彼はその時、心身の一体感、場所との一体感を体験したものと推測されます。

たとえ症状が消えてもなくなることのない「我執」の問題

その後、B男さんの日記の感想には、職場の人間関係をめぐる葛藤がほとんど書かれなくなりました。代わりに、グルメの事や外車、旅行、海外の科学雑誌の感想などが多くなりました。これは彼が精神交互作用をある程度打破して、注意や関心を外界に向け、事実本位の日常生活ができるようになった証です。また、外界の自然に対して五感を開いている体験も多く書かれるようになりました。B男さんとの心理療法はこうして終結を迎えたのですが、彼は「日記は、自分を振り返る意味で大切だと思いますので今後も続けていきます。また、生きづらくなったら連絡します」という言葉を残して去っていったことが心に残りました。おそらく彼は日記を用いて自分自身で無意識的に日常生活をセルフコントロールしていく方向性を身につけていったのでしょう。最終的な「神経質調査票」、「SDS」、「GAF」は四〇点、三八点、七〇点でともに正常の範囲でした。

今後の課題とすべき点は、今回の治療によってB男さんは職場復帰が可能になり、社会適応は回復しましたが、彼自身の自己愛のテーマである「我執の病理」が完全に克服されるまでにはまだ時間がかかると思います。「我執」のテーマは彼のみならず私たちの誰もが生涯にわたって続くものでありますす。それゆえに、東洋思想、特に親鸞をはじめとする大乗仏教の論者たちがこのテーマに取り組み続けてきたのです。今後も彼は、人生において再び苦悩せざるをえないでしょう。そして、我執が「生の欲望」に基づくものであり、「生の欲望」と「不安」とは実は表裏一体、拮抗しているということをさらに深く自覚していく時、彼は私たちにとって身近な日本語である「志（こころざし）」という「生の欲望」の肯定的側面も強まるものと推測されます。彼は今後も歩み続けることでしょう。

3 C男さんの事例―強迫性パーソナリティ障害

「仕事に意味を求めすぎてしまいました」

次は、「がんばりすぎること」「自分を追いつめること」が性格の一部になっていたのが、加齢とともに、がんばれなくなり「うつ」に陥った例です。

1 C男さんの見立て

ともに主治医から従来の診断では心因性の「神経症性うつ病」とはDSM-Ⅳ-TRではⅠ軸が「うつ病性障害」で「大うつ病」でⅡ軸が「強迫性パーソナリティ障害」と診断され、さらに「森田神経質の診断基準」では臨床上の症状内容の特徴の項目が「予期不安」「防衛単純化」「自分の悩みの特別視」がほとんど見られない点から森田神経質の非定型群と診断された事例です。DSM-Ⅳ-TRにおけるクラスターC群と森田神経質が重複していることが多いという研究もあります(7)。

理由は、クラスターC群が「不安を中心とするパーソナリティ障害」群であり、森田神経質は不安を中心とするパーソナリティの傾向性であり、かつ不安障害の部分を持っているからです。「うつ病」は神経症性のものも内因性のものもともに気分障害ですが、これまで本書でとりあげた「うつ状態」のすべては、あくまでも、一次的には神経症性の不安恐怖が存在し、二次的に気分障害を呈したものです。なお、たとえクラスターC群に該当しても重篤なものは、森田神経質非定型群として特定することは可能です。

ここで注目していただきたいのは二人の事例（C男さん・後述D子先生）のDSM-Ⅳ-TR上のⅡ軸の診断名である「強迫性パーソナリティ障害」の内容です。

強迫性パーソナリティ障害とは?

DSM-Ⅳ-TRのⅡ軸では「強迫性パーソナリティ障害」について、以下のように記述されています（DSM-Ⅳ-TRでは第Ⅱ軸においても操作的診断が可能なような記述になっているところに特徴があります）。秩序、完全主義、精神および対人関係の統一性に執われ、柔軟性、開放性、効率性が犠牲にされる広範な様式で、成人期早期までに始まり、種々の状況で明らかになる。以下のうち四つ（またはそれ以上）によって示される。

① 活動の主要点が見失われるまでに、細目、規則、一覧表、順序、構成または予定表に執われる。

② 課題の達成を妨げるような完全主義を示す（例：自分自身の過度に厳密な基準が満たされないという理由で、一つの計画を完成させることができない）。

③　娯楽や友人関係を犠牲にしてまで仕事と生産性に過剰にのめり込む（明白な経済的必要性では説明されない）。
④　道徳、倫理、または価値観についての事柄に、過度に誠実で良心的かつ融通がきかない（文化的または宗教的同一化では説明されない）。
⑤　感傷的な意味のない場合でも、使い古した、または価値のない物を捨てることができない。
⑥　他人が自分のやり方通りに従わない限り、仕事を任せることができない。または一緒に仕事をすることができない。
⑦　自分のためにも他人のためにも、けちなお金の使い方をする。
⑧　堅苦しさと頑固さを示す。
二名とも以上の基準を満たしていました。すなわち私たちの日常でも見られる極端ながんばりやさんでもあります。

最初はC男さんの事例から紹介します。

人生の後半を迎え会社の仕事に行き詰まったC男さん

C男さんが「神経症性のうつ病」で私の相談室を訪れたのは、五三歳の春でした。三か月以上薬物治療されて、会社は休職中でしたが少しも症状の方は安定しないとのことでした。会社からは彼の年齢の多くの中間管理職に早期退職が勧められましたが、C男さんの家族には奥さんと大学生の息子さん、高校生の娘さんがおり、マンションのローンの返済も済ませていないのでそれは不可能とのことでした。C男さんは大学の工学部を卒業して、事務職としてあこがれの企業に入社して以来、家庭生活を犠牲にして会社一筋にがんばってきたのでした。そして高度成長とともに、そこでの電化製品を世界的なブランドに仕上げることの末端を担ってきたのでした。それが、リーマンショック後、日本経済の凋落とともに日本製電化製品の製造も激減し、会社も経営不振に陥ってしまいました。

C男さんはそれまで真面目さと融通のきかなさを地でいくような会社生活を送っていました。発病時、課長職についていましたが、部下を信頼して仕事の一部を任せることができず、自分で仕事を背負いこんでばかりいました。また、部下とのコミュニケーションも不得手で、課長職就任後も彼らと飲食して歓談することもほとんどありませんでした。そして、堅すぎるC男さんを部下たちが敬遠するところとなりました。C男さんは仕事のほかはまったく無趣味であり、休日でも、老後に備えての投資としての株の変動を調べたりしていました。そんな夫に対して奥さんも子どもたちも愛想をつかし、C男さんを排除したような家族関係が出来上がっていました。にもかかわらずそのことに気づかず、奥さんの言動や家計、子どもの学業に関してまでも細かく口を出し、「重箱の隅をつつく」ような難癖をつけていました。C男さんは常に自分や周囲を不安に駆り立てなければ、生きていけないような性分でした。

以上述べましたようなC男さんの、常軌を逸した性格の偏り（「DSM-Ⅳ-TR」の強迫性パーソナリティ障害の②、③、⑥、⑦、⑧が明確になるような行動）、が「強迫性パーソナリティ障害」と診断された所以《ゆえん》なのかもしれません。半面、C男さんの内面には常に激しい苦悩が渦巻いていました。それは、会社において自分の所属する課の成績が思わしくなく、部長や社長から毎度のように激しく叱責され続けていました。自分ではこれ以上は無理なほどの緻密な企画、立案文書を作っても、毎回激しい叱責のなかで、何度でも訂正を強要されていました。そんななかで、彼はその仕事の一部を部下に委ねることができないのです。さらなる問題は、彼が、これまでの方法に固執して新しいパソコンの技術をなかなか習得できず、仕事の能率を下げていたことでした。新しい技術を取得しようとがんばるのですが、がんばればがんばるほど焦って習得が遅れてしまうのです。C男さんは、それゆえに常に激しい不安と焦燥感、自責感に苛《さいな》まれ続け、いっそう自分を追いつめていきました。彼の抱く不安感と焦燥感は、青年期以来一貫したものでした。彼は常に「かくあらねばならない自分」と「現実の自分」との激しいギャップに苛まれ続けてきたのです。これは森田神経質の特徴である「思想の矛盾」そのものでもあります。

そんなC男さんがついに出社できなくなる日が訪れたのでした。ある朝、突然の心臓の激しい鼓動、嘔吐感に襲われ、救急車で病院に搬送されてしまいました。ただし、内科的な異常は見つけられず、「パニック発作」と診断されただけでした。しかしその日を境に、今度は激しい「抑うつ感」に襲われ、完全に出社できなくなってしまったのです。そこで、産業医からの助言と上司からの命令で六か月以上の自宅での加療が求められました。その間は産業医の紹介で、私の主治医のもとでの精神科治療が義務づけられたのです。主治医は、身体が思い通りに動かないくらい消耗しているC男さんに対して最初内因性のうつ病を疑い、彼の病前性格を「メランコリー親和型」と診断したそうですが「抗うつ薬」によって身体的な症状はすぐに落ち着き、代わりに激しい「無力感」「不安感」が現れ、それ以降は「抗うつ薬」による症状のめざましい改善が見られず、先に述べたような内容の診断をされたとのことでした。そして私の相談室での心理療法を勧められ、C男さんへの心理療法が始まりました。

面接室で最初に会ったC男さんは、とても謙虚に「私は今こんな状態ですが、どうも辛い仕事から逃れるためにわざと病気になったようで、そんな自分を考えると、ますます落ち込みます」といいました。さらに「会社の周りの人たちの私に対する評価は仕事好きで通っていますが、実は仕事がほんとうは好きではないのです。けれどもそういう自分を許すことができないのです」と初回から自己否定的な言動と態度をとったところが印象に残りました。治療者が「ものすごくがんばってこられたのですね」というと「いや、自分が努力したというよりも、自分のなかに自分を追いつめる者があってそれに追われている感じなのです」と答えました。

次に私が「箱庭療法と外来森田療法との併用」について説明すると、「今、説明をお聞きしていると箱庭というものには興味や関心が持てないですね。子どものやるような砂遊びということに実感が湧きません」と答えました。そこで私は「ばかばかしいと思うことを、ばかばかしいなりにやってください。そうしたことに夢中になれるといいのですが」と説明しました。すると、棚にある箱庭のアイテムを目で追いながら「こんなもので私が変わるなんてとうてい思えないですけど。はじめから夢中になれません。自信がないです。ただ……一応医師からの薦めもあったのでやってみますが……」とあまり気乗りせずに承諾しました。

ところで、「箱庭療法」にあまり興味や関心を示さない患者さんに対して、なぜ今回、治療者がそれを勧めたのでしょうか。ひとつの理由には、一般に強迫的傾向の強く、視野狭窄でもある「強迫的パーソナリティ障害」の患者さんにとって、箱庭療法のように、身体を用いて砂に働きかけることが、彼らの柔軟性の欠如を緩和させる意義が存在するからです。先の岡田康信氏はこの点に関してS・フロイト（精神科医、一八五六〜一九三九）のいう心理状態の溶解を意味するフュージョンという概念に積極的な意味を見いだし「患者が砂に働きかけることで、患者の心理状態が溶解し、自然治癒力が促進される」と述べています。[8]その結果、彼らに心のゆとりをつくることを可能にすると考えます。これが患者さんにとっては自我を安定させ、自我の成長を図る基盤にもなります。次の理由としては強迫的傾向の強い患者さんに特有の「巻き込み」という症状が存在するからです。「巻き込み」とは、相手を（この場合治療者を）自分の土俵に入れ振り回すことです。振り回されないためには、治療の枠組み（ここでの心理療法は箱庭療法と外来森田療法を必ず行う）を崩さないことが重要になります。なお、C男さんは面接の初期の段階では、理屈っぽく対話中心の心理療法は困難を極めたことや、日記など書いてきてくれる可能性も少なかったことも理由の一つです。

2 第一期　箱庭療法（前期…一二回／六か月）

箱庭療法の期間では、初期の段階では、箱庭に抵抗を示していたC男さんが砂遊びに慣れるに従って、彼の膠着した心理状態が溶解していきます。最終的に箱庭表現に中心化が現れ、彼は心理的に柔軟になり、「～すべき」という強迫性から解放されていきます。この時期の評価は「神経質調査票」が八〇点、「SDS」が五二点、「GAF」が四五点でした。

箱庭療法に抵抗を示すC男さん

第一回目の心理療法では、治療者の方から、最初に瞑想箱庭療法の方法を説明して「あなたが箱庭を行っている間は私の方は向こうの椅子に後ろ向きに座って瞑想しております。瞑想中は居眠りをしているように思われ不愉快かもしれませんが、箱庭制作の場面を観察されることは気が散るものですから」と伝えました。C男さんは「まあ、見られるよりは安心できますが、瞑想というところが、いかにも宗教的で気持ちが悪いですね」といわれました。そこで私は「静かに目をつぶり、あなたの邪魔にならないようにしているだけですよ」と答えました。すると今度はご自身の話題に話を急に変え、「実際は毎日がとても苦しくてやりきれないのです。これまであんなにも熱中していた仕事がうまくいかず、無力感と憂鬱さでいっぱいなんです。家に居ても落ち着かず、こんな私に妻も子どもたちもあまり共感もしてくれません。これまでの自分は一体何のために生きてきたのかなどと考えてしまいます」と自信なげに話しました。私は「過剰にがんばられたのでしょうかね」と呟くようにいいました。

箱庭制作に入ると「へえ、こんな事で……何をどう置いたらいいのかわからないので……砂だけを触ってみよう」とため息をついた後は、少しずつ集中していったようでした。一方治療者の方は、理屈っぽいC男さんの言動に振り回されることもなく、あたかも観葉植物が静かに存在するような態度で深い瞑想に入っていくことができました。

約三〇分後に砂浜で憩う人々を並べ「何を作るのかあらかじめ案を用意して来なかったので、初めはどうしてよいのかわからず、ただ砂に触れているだけでした。ただ、砂にじっと触れているだけで気持ちが良いことはわかりました。次に何か置こうとしましたが、案が出て来ず、困ってしまいました。私は頭で物事を考え納得してからでないと動けないのです。そこで仕方なく、棚にある目につくものを考えもなしに並べていたら身体が自然に動き出し、こんなものができたのです。頭で考えていることと身体の動きとが別なんですね。けれどもまるで居眠りをしているような先生には、申し訳ないですけど、好感は持てませんね」と答えました。

治療者はC男さんが、「ねばならない」という強迫的パーソナリティに縛られながらも治療場面で砂に触れることを通して無意識的状態を多少なりとも体験できたのであろうと推測しました。もちろん、治療者に対するC男さんの否定的感情など、どうでもよいと思いました。これは治療者側の否定的感情でそういうのではなく、、患者が治療者に向ける感情に対した関心がないということです。

箱庭でのフュージョン体験

第二回目では「ゴールデンウィーク中は最悪でした。「うつ」で何もできない。身体が充分に動かないのに、「こんなことをしていては」と焦ってばかりで、いらいらしてしまい、さらに息子が家中にゴミ袋を置いてかたづけず、……それから、息子に注意しようと思っても口の周りがこわばっているようで、言葉がうまく出ないのです」といいました。あいもかわらぬC男さんの「かくあらねばならない」を治療者は半ば瞑想気味に聞き流しました。それから口の周りのこわばりは、おそらく薬の副作用でしょうが、彼の注意がそこに向いてしまうという精神交互作用にも起因すると思われました。箱庭療法では治療者は今回もほとんど雑念に執われることもなく気持ちよく瞑想に入ることができました。C男さんも箱庭の砂に触れることでやがて箱庭作りに自然に入っていきました。

箱庭終了後、彼は「今回は、砂をいじっていたら、「ぼーっ」として何も考えられなくなりました。こころが溶けていくようです。前回同様に棚にある目にとまったものを置いてみたらこんなものが出来上がりました」といい、森のなかに湖をつくり、そこにヨットを置きました。「ぼーっとする」という言動と箱庭の中心に作られた湖の印象から、C男さんが無意識的な状態を前回にもまして体験しているということが推測されました。そして「何だかわからないけど気持ちが良いですね」といいました。

そして第四回目の面接で初めて「多少は不安や気分の落ち込みが軽くなりました。口の周りのこわ

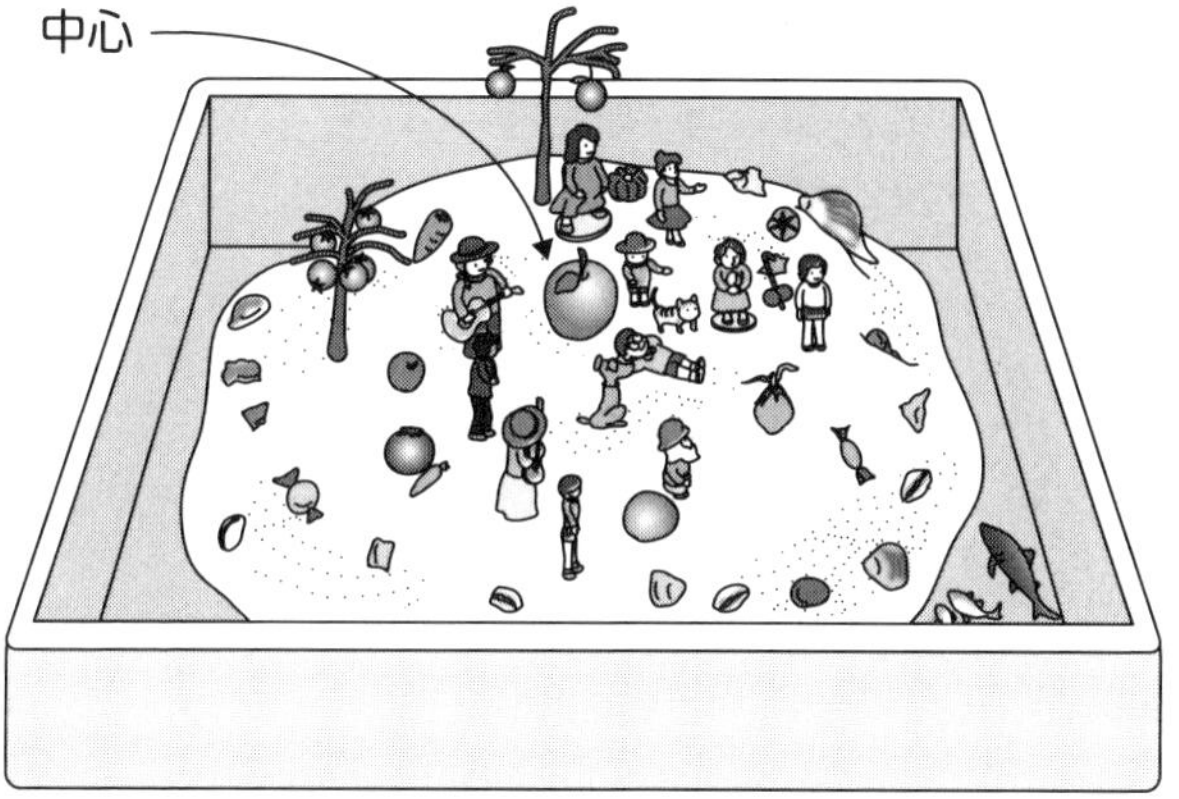

海岸でくつろぐ人々（第四回目）

ばりもあまり気にはならなくなっています」といいました。C男さんが多少は「症状をそのままにできる」までに心理的な安定が図られてきたように思いました。おそらく、箱庭における、「考えなくても身体は自然に動く」という体験が日々の生活のなかで生かされてきたのでしょうか？　箱庭では「海岸でくつろぐ人々」が置かれました。

ところがそれもつかのま、第六回目では再び症状が悪化してきました。「だめです。落ち着かないのです。やはり、自分だけ社会から取り残されてしまったという不安感に突然襲われると、憂鬱というよりも、自分は会社から逃げているという自責感に責められてしまい、焦燥感でいてもたってもいられなくなるのです。惨めです。それから今後の人生についても会社をリストラされるということと、将来の人生について、さらには、家族のことなど次から次へと考えてしまいます。やはりそのままにしておくことなどできません」といわれました。治療

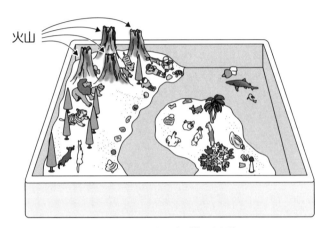

火山のある平和な島（第六回目）

者は一言、「そういう気分になっても、いずれはそのままにしておけるようになっていきますよ」とだけ助言しました。今回もこれまで紹介した事例のように患者さんの無意識が動き、症状が一時的に悪化したように思われました。箱庭療法が始まるとともに治療者が再び瞑想に入ると、C男さんはあたかも今回の不安感を和らげるためのように、掌で砂をずっと触っているようでした。ザァーという心地好い音が私の耳に響いてきました。そしてその後の治療者は、半ば催眠に近い状態に入ってしまいました。「先生、箱庭が終わりました」というC男さんの声で目覚めました。C男さんは「最初は不安感と焦りがありましたが、じっと砂に触れていると身体が例のごとく自然に動き出し、気づいたら「南の楽園の島」が出来上がっていました。けれどもこの島は永久に安全であるわけではなく、火山の噴火という危険を抱えています。とにかく、身体の自然な動きに従ったら、集中できてこうした作品が置けました」といわれました。その時治療者は、瞑想が深まれば深まるほど、患者さんの箱庭への集中度も深まることを体験できました。箱庭作品では、初めて色鮮やかな花々が登場しましたが、火山という対極的なアイテムも置かれ、彼が、戦い・闘争の段階に匹敵する葛藤を無意識的に体験していることが、面接（面接中は、治療者は作品に対して極力何も考えないようにしています）の後に推測できました。

諦念の中からの出発

第八回目では「抑うつ、不安、焦りから逃げられなくなる時があるのですが、逃れるために、それを操作しようと考えることで一層症状が悪くなることは実感しています。そして、にっちもさっちもいかなくなった時、どうにでもなれと開き直り、少しだけ部屋の掃除をしていたら、不安感や様々な心配事がすべて流れていくことを実感できるようになりました。それ以降、考えないで身体の自然な動きに任せることをしています。治る、治らないなど、どうでもよくなる時があります」といわれました。精神交互作用の原因である「思考で症状を操作すること」を放棄していくことで、自然治癒力が他力的にC男さんに賦活してきたことが確認されました。箱庭では電車が走る騒々しい街並と、のどかな海辺の村が対立的に置かれました。C男さんは、「地域が開発を促進する領域と昔ながらの自然を保護する領域とが対立しています」と説明しました。作品からは、ここでもカルフのいう箱庭療法の「対立、闘争の段階」が示唆されました。

第九回目の面接では「ここのところは、余計なことを考えたりしなくなりました。その代わりに、これまでのように考えるのではなくて、自分を見つめるということでしょうか？　人生とはこうあるべきと几帳面に考え、その通りに生きてきたこれまでの自分、それは現在の自分を常に否定して、追い立ててきたような自分のあり方が不思議でたまらないのです。そんな人生とはまったく違った人生や自分のあり方があるような気がします。たとえば、小学生の時に好きだった絵を描くこととか、音楽を聴くことなどを大切にしたり……」と実感を込めて語られました。そして箱庭では中心に家を置き「中心に家があります。この家は安全な場所です」と説明しました。箱庭に中心化が表現されるようになってきたことが実感されました。

第一〇回目の面接では「調子は良いです。気分の激しい変化はなくなりました。娘のピアノを借りて、ピアノの練習とか市営プールで短時間だけ水のなかを歩くことなどできるようになりました。ピアノの練習は娘に嫌われても、許しを乞うてしています。小学生の頃まで、習っていたのです。母は穏やかな人で私は三人兄弟の末っ子でしたが、情操教育を大切にしてくれました。父は公務員で、几帳面すぎて、融通がきかず、型通りのことしかできませんでした。けちで母が実家から持ってきたピアノの練習もそんなことは将来音楽家にならないならお金の無駄だ、もっと今すべきことがあるだろう。それは学校の勉強だ。ろくすっぽ算数もできないくせにと叱られ、私が隠れるようにして弾いていたら、父に見つかり、なんとその大切なピアノを斧でたたき壊したのです。母も私も途方にくれて泣いてしまいました。実に嫌な父親でした。それでも、父の性格は私によく似ているんです。そんな両親も亡くなり、兄たちも、一人は山岳部の遭難事故で学生時代に亡くなり、次兄は胃ガンで三〇代で未婚のまま亡くなりました。そんな一家を思うと悲しくなりますね。今、私は一人です。妻とは、会社の上司の紹介で結婚しました。妻は当時銀行員でした。妻や子どもたちともやり直したいですね。けれども先生、普通の人生を生きる。普通の家庭生活を送ることって何て難しいのでしょう」とC男さんは、自分のことをこれまでになく詳しく感慨をこめてあたかも自分自身に言い聞かせるように語りました。治療者はそこにC男さんの深い諦念と悲しみを感じざるをえませんでした。彼の健康な感情（純な心）が回復してきたように思われました。

一般の精神療法ではC男さんのパーソナリティの偏りの原因がまだ未解決な父親との葛藤にあるので、そこに焦点を合わせ、父親に対する感情を詳しく取り扱いますが、ここでは治療者はそうした企てに特別な意味を見いだせませんでした。たまたま、そのような極端な父親に育てられたC男さんが今、生きているという事実が存在しているにすぎないからです。C男さんはその事実を事実としてありのまま受け入れていくしかないのでしょう。第一〇回の箱庭では島の中心にリンゴ。寝そべるのび太、周囲に男の子と女の子、動物たちなどを置き「こののび太が私です」といわれました。

ここでも中心化が見られましたが、くつろぐのび太をC男さん自身に喩えているところから、彼の強迫性がかなり柔軟になったように思われました。C男さんは箱庭療法を通して、パーソナリティの偏りがある程度修正され、自我の安定が図られてきたことが推測されました。

第一二回目の面接では「調子は大分良くなってきたので、産業医との面接で来月から復職します。それから先日家族で私の両親と兄たちの墓参りに一〇年ぶりに行ってきました。帰りに家族三人で食事をした時、妻から「あなたは何事も完全主義者で、かなり家族は窮屈でした」といわれ、「その通りです」としか答えられませんでした。すると娘が「私も完全主義で融通のきかないところがあって何事も綿密な計画を立てないと動けない。たぶんパパの嫌な性格を受け継いでいるのかもしれない」などといわれ、私は「無理もない」と思い、何も答えることができませんでした。その時、いつもならすぐに口を出す自分が沈黙していられることに気づき驚きました」と語りました。

箱庭療法に入ると、再び治療者は深い瞑想に入り、この場所がどこかもわからなくなるほどでした。C男さんからの終了の言葉かけで、目を覚ますと、なんと箱庭には瞑想している如来像を中心にその場でリラックスして横たわるのび太、マリア像を囲むたくさんの子どもたちが置かれ驚きました。C男さんは「自分の気に入ったアイテムを並べていたらこういう箱庭が出来上がりました。このマリア像に、子どもものび太の私も守られているのです」と答えました。こうして、C男さんとの箱庭療法の段階は終了しました。この時期のC男さんの評価は「神経質調査票」が五二点、「SDS」が四八点、「GAF」が五五点でした。

3　第二期　外来森田療法（後期…一〇回／四か月）

C男さんの復職が始まり、外来森田療法（日記療法）への導入が始まりました。

① C男さんの「精神交互作用」を日常生活のなかでとりあげ、「執われ」ながらも日常の業務を続けていくことへの示唆を行いました。C男さんの「執われ」の対象は周囲からの評価であるとともに、部下に対するコミュニケーションの持ち方です。

② 次にC男さんに見られるような性格に顕著に現れてくる「思想の矛盾」を指摘しました。これはC男さんの完全主義であるとともに、「かくあるべき」という思想と今、ここで生きている事実との矛盾であり、ここにも「執われ」が存在します。

③ C男さんの健全な「生の欲望」を賦活化してきた時、それを妨げないようにすることです。

「何々をしたから必ず〜なる」（因果論）が疑わしくなりました

x年x月x日　晴れ

起床：六時

午前：本日から復職が始まった。まずまずのスタートである。かつての強い不安感はないが、部下たちが「うつ」に陥った上司をどう評価しているのか考えると不安である。早速、午後の企画会議のレポートの作成を部長から指示された。休職していたのでよく内容が理解できない。部下に聞こうか迷ったが、自分でやらねばと思い自分なりに作成してみた。

午後：作った資料を会議で報告。部長や次長からかなりの意見をいわれた。再び自分自身を責め追い込もうとする、いつもの思考が頭をもたげてきたが、とりあえず、素直に聞き流せた。夕方からは新人の歓迎会に出席した。

就寝：二二時
【本日の感想】復職してみたが、やはり、休職中に受けた箱庭療法での体験とは異なり、会社生活に戻ると、元の自分（性格）が再び出てくることが心配であり、かつ自信が持てない。あの時の体験はあの時だけのものなのか？

【治療者からの助言】箱庭での体験は知的なものではなく体験的なものですので「箱庭をしたから、必ずこう変わることが必然だ」という思いに執われない方がいいでしょう。むしろそういう考え方が過剰になると、それだけ苦しみが増えるのかもしれません。ただ箱庭で深い心理的体験をされたことはほんとうなので、C男さんの心身の状態は変わっているものと推測できます。自信を持ちましょう。


C男さんは面接場面で以上の助言を読まれて「そういわれるとたしかに、気がつくと不安感が少なくなり以前より身体が軽くなっています。それでも部下からの視線は気になります」といいました。

治療者は「視線が気になり不安になりつつ、そのままで仕事を継続していかれればいいのでは……。ただし、部下に仕事の一部を任せていくことに私は賛成ですが……」と答えました。

x年x月x日　曇り
起床：六時
午前：新しい企画のため急に多忙になってきた。多忙になると「あれも、これもやらねばならない」という例の思考が再び頭をもたげてきて不安になったり抑うつ的になる。それでも、そういう感情も自然のものとして流しながら仕事に集中しようとするがうまくいかない。ただ、部下にも、すこしずつ手伝ってもらっている。部下から「課長だけで背負いこまず遠慮せずにいってください」といわれ多少、うれしかった。やはり、部下を信頼して任せることが大切だとわかった。
午後：会議。今回の企画について意見をいおうとしたが、また舌がもつれる感じがして、そこに注意がいってしまい、しっかり伝えることができなかった。
就寝：二二時
【本日の感想】気分の揺れと会社での自信のなさを「どうにもならないもの」として受け入れつつある。ただし、舌が多少でももつれるとそこに注意がいってしまい、うまく意志を伝えられない。

【治療者からの助言】ずいぶんと気分の変化をあるがままに受け入れられるようになってきたようですね。それから、部下に仕事を任せることができるようになって、かえってご自分も部下も楽になったように私には伝わってきます。大きな変化ですね。なお、呂律がまわらないことに注意が向きすぎると、ますます辛くなります。そういう時には、呂律がまわらないままで、精一杯伝えたいことを伝えてみましょう。人は、そういう態度での意見の方がかえって心に響くものです。たとえ情報を伝えるにすぎない伝達でも真意は伝わるものですね。

これは身体症状に対する「精神交互作用」を打破する目論見《もくろみ》でもあります。面接場面でのC男さんは、「その通りだと思います」といった後、「気分の揺れをそのまま流すという体験がどういうものかが、箱庭療法で無心になるという経験と重なり、理解できました」といいました。

x年x月x日　雨

起床：六時

午前：仕事が重なり忙しく、資料作りにどうしても手を抜くことができず悪戦苦闘した。手のこんだ資料を作らなければ、自分自身を納得させることができないのである。

午後：結局、自分に納得ができずに資料を作り直し二〇時まで仕事をしてしまった。疲労感とともに抑うつ感が出てきた。

就寝：二二時半

【本日の感想】やはり、自分には性格的に完全主義からどうしても抜け出せない。「かくあるべき状態」に近づかないと不安と苛立ちに執われてしまうところは相変わらずである。自分は何事に対しても白か黒、オール・オア・ナッシングである。

【治療者からの助言】何事も六〇から八〇パーセントを目指せばいいのです。それは、まだ充分でないところであえて置いておくことですが、止められないから苦しいのでしょう。なぜ止められないのか？　おそらく、思考や意志の力でそうしようとするからです。思考や意志の力を抜いて、身体だけで、すーっとその場を離れるようにしてみましょう。

その時視覚に注目して、窓の外の風景を漠然と一周眺め、後はほかの仕事以外の行動に移りましょう。案外、楽に「ねばならない」から解放されるかもしれません。

以上の「思想の矛盾」の打破に関する助言を治療者は、その時心に浮かんだC男さんがそう行動することで、楽になってきているというイメージにそってそのまま伝えたにすぎないのです。

これに対して、「私は心、すなわち考えて理解して自分に納得させて初めて行動するという生き方をしていました。けれども最近ピアノの演奏などで無我夢中に我を忘れている時には音の世界にいる普段とは異なる自分が生きていることに気づきました。どのようにすればよいかを考える以前に身体が自然に動くという体験ですね。そんな時には五感の一部も開いているようです。紅葉の季節ですが、昔、兄と登山していた頃の土の匂いが、特に雨上がりに自宅の庭で強烈にしてくると不思議と目頭が熱くなってきます」といいました。C男さんの「思想の矛盾」を打破することへの体験的理解にほかなりません。

x年x月x日　晴れ
起床：八時

午前：本日は休日である。部屋の掃除。庭木の剪定を行った。会社のことや将来の不安などに執われずに、また、完全に清掃や庭の整理をしなければならないという固定観念もなく、ただ身体が自分の意志を離れて自由に動くことが不思議でならなかった。外の秋の空気が寂しくたまらない。

午後：テレビを観てから、ピアノの練習をした。娘がいろいろと助言してくれた。一体娘とこんなに親しく会話したのは何年ぶりであろうか？

就寝：二二時

【本日の感想】最近、とても仕事が楽しくなってきました。土日は家でピアノの練習をしています。娘と音楽を通して、ゆっくり話ができるようになりました。音符の読み方まで教えてくれます。ほんとうに嬉しいです。仕事が楽しくなることは仕事にのみに意味を求めすぎることから自由になることですね。そのうち家内も誘って演奏会を聞きに行きたいと思います。音楽は子ども時代の夢でした。これから時間を見つけて本格的にやりたいと思います。けれども、そんなことを思っても半面では会社のことや将来の不安で頭の中が一杯にもなるのです。でも不思議なんです。身体が自然に自分の考えと異なる方向に動いていくのです。すると不安を持ちつつも今の喜びを生きることも体感できるんです。現在を生きている自分の身体に目が開きましたよ。

【治療者からの助言】その通りですね。「今」に開眼することですね。今とは不安と安心が同時に生きている事実としての今のことです。そして不安と、生きる喜びが表裏一体ということも、その通りですね。

そしてC男さんに健全な「生の欲望」の賦活化を確認できたので治療を終結しました。健全な「生の欲望」の賦活化とは「不安と安心、希望」等相反する感情を同時に生きる「今」を体験できるようになることです。C男さんはその後も、日記は継続しているそうです。ただし、自分の観念で作り上げた「会社の仕事のみに意味がある」という「思いこみ」はなくなりました。最後の評価は「神経質調査票」が四五点、「SDS」が四〇点、「GAF」が七〇点でした。

4
D子先生の事例――大うつ病、強迫性パーソナリティ障害
「人生にはもう一つの意味があるようです」

ベテラン教師の傷つき

ここでの事例も前事例（C男さん）と同じく神経症うつ病で強迫性パーソナリティ障害と診断されたD子先生のものです。D子先生はその年の四月で教員生活三五年を迎えるベテラン中学校教諭です。先生は三〇年の歳月の間に何百人もの卒業生を送り出しました。教師としての先生の評判はすこぶる良く、地域社会が健全に機能していた頃は、卒業生や地元の保護者たちから篤い信頼がありました。生徒指導、教科指導（英語が担当教科でした）がすこぶる熱心。年休もまったくといってとらず、理解の遅い生徒には徹底した指導を、休日まで返納しても教え、自分の教科指導の欠点も緻密に吟味して、一人ひとりに応じた学習指導案まで作成しました。それを二〇年以上続けたというから驚きです。さらに、生徒指導においても熱心で問題行動に走る生徒に対しては、徹底的に厳しく指導しました。それに加えて、卓球部の顧問として、部活でも部員に対して体罰はなかったものの厳しい課題を課すという指導をしました。ただし、生徒が良い結果を出すと彼らの喜びを自分の喜びのように感じ、彼らとともに泣きかつ笑いました。礼儀正しく、隙のない行動、動作。誠実さと堅苦しさを地でいくよ

うな先生に対して新しい世代の同僚たちは煙たがり敬遠せざるをえないほどでした。その結果と先生の政治力のなさからかどうかはわかりませんが、管理職からの評価は、実績のわりには低く、D子先生の経験年数と教育実績にもかかわらず、いまだに中間管理職にも推薦されませんでした。そんなこともあってか先生の内心は常に不安感で一杯でした。それは、現在の周囲から先生が疎んじられるという評価に対する「これだけがんばっても一体、私のどこに問題があるの」という自責感に起因するものでした。家族は、年老いた母との二人暮らしでした。そのお母さんも最近は、認知症ぎみで、先生はお母さんの介護もしなければならない状態にも追い込まれていました。

そんな先生の苦悩が特に激しくなったのは、教員生活を迎えて三〇年くらいたってから、教育現場での教員に対する締め付けが厳しくなり、事務的な業務がやたら増加するとともに、地域社会も崩壊し、保護者や子どもの価値観がすっかり変わってしまったからでした。これまでの生徒指導や教科指導が子どもたちや保護者に通用しなくなってきたのです。事件が起こったのはそんな状況下でした。英語の試験中にある生徒のカンニングを先生が発見して、その生徒に指導したことから事は始まりました。その時先生は、現任校で最も問題が多発している二年B組の担任を管理職から任されていました。二年B組では、女子を中心とした陰湿な苛《いじ》めが横行しており、その中心人物がK子でした。K子は某海外有名企業日本支社の副社長の娘で、比較的富裕層が集まるその地域でも丘の上にある際立って豪華な住居に住んでいました。実はその地域は三〇年前までは素朴な農村地域でしたが、首都圏近郊ということで、宅地化が進み、高級住宅地に変貌を遂げたのです。そしてかつての農家や商店主はほとんどほかの地域に引っ越し、その土地の祭りや年中行事などもなくなってしまいました。K子は学年でもトップクラスの成績でしたが、比較的温和《おとな》しい子（一部の旧住民の子弟）などに対して、学校裏サイトを使ってありもしない噂をばらまくという虐めを、彼女の取り巻き連中にさせていました。そんなK子も深い心の傷を持っていました。それは父親の愛人問題、さらには、合格が確実視されていた某名門私立大学の女子中等部の受験の失敗等でした。

出来事は次のようにして起こりました。学年末の英語の試験の時、D子先生は自分のクラスを監督していました。試験中は机の中には一切の物を入れないことが校則で決まっていました。ところが、試験が始まり、巡視している時に、K子は明らかに、メモのようなものを机から取り出しそれを見ながら解答しているのです。そこで、先生はメモを取りあげ試験終了後に本人を職員室に呼び出し、事情を問いただしました。K子は平静を装いながら「メモは机の中にありました。おそらく誰かが入れたのでしょう。私のものではありません」と答えました。何事も不明瞭の嫌いなD子先生は「机の中に物が入っているはずがありません。試験前に机に物を入れないように注意したはずです。そらから、メモの筆跡とあなたの答案の筆跡はほとんど同じではありませんか。おかしいわよ。零点にするからね」といいました。K子は「先生はまるで刑事ですね。私はとにかく、カンニングなどしておりません。生徒のいうことよりも自分の信念で一方的に決めつけられてほんとうに傷つきました。信じられない！　この人！」といって、職員室中に響き渡るような大声で号泣しました。その時は、周囲の教員も間に入ってそれ以上の混乱はさけられましたが、それからが大変でした。まずK子の母親が学校に乗り込んできました。校長とD子先生に対して「たとえ疑わしくても、どこまでも生徒を信じて許し、生徒の人権を踏みにじるようなことをしないことが教育者です。私はこの学校を訴えるつもりです」とK子に劣らぬ金切り声でどなりました。するとその時、校長は信じられない言葉を母親に返したのです。「お母さんほんとうに申し訳ありません。日頃教職員の人権教育は徹底しているはずですが、私の監督不行き届きで、D子先生に間違った指導をさせてしまいました。そして、私にとってもかけがえのない本校の生徒の心を傷つけてしまいました。ほんとうに申し訳ありませんでした。D子先生の進退は私や教育委員会で今後、決めさせていただきます。優秀な我が子を疑われたお母さんの悔しさは身に詰まるものがあります。許してください」といって、そら涙を流し、深々と頭を下げD子先生にも「謝るように」と校長命令を出したのです。D子先生は悔し涙を流して頭を垂れました。するとは校長はいかにも威厳を持った口調で「D子先生もこのようにご自分の行為を反省してころから詫びておられるのです。ご自分を教育者として恥ずかしいと思われているのです」と付け加えました。そしてその日の出来事はすべて学校裏サイトで全校中に広まってしまったのです。それ以来、先生は授業中無視されたり、教職員組合に入っていなかったこともあり、ほかの教員からも口もきいてもらえないようになりました。

それからです。先生が充分な睡眠もできなくなったり、食欲が落ちたり、抑うつ状態に苛まれるようになったのは……。そうした状況下のある朝、先生は抑うつ感のために起き上がることができなくなってしまったのです。

精神科医の診断のもと、六か月以上の加療を有するとのことでした。主治医からの診断はI軸では「うつ病性障害」で「大うつ病」、Ⅱ軸は「強迫性パーソナリティ障害」でした。そして森田神経質の診断基準では、前事例のC男さんと同じく臨床上の症状内容の特徴の項目が「予期不安」「防衛単純化」「自分の悩みの特別視」がほとんど見られない点から森田神経質の非定型群と診断されました。

主治医が心理療法を私に依頼される時「当たりまえのことですけど、人間の存在の重さは診断名などで絶対に計れるものではないですね。診断名だけが一人歩きすることは危険です。けれども、精神科診断が存在することでD子先生の苦悩を軽くする道が科学的な経験則で用意されることも事実です。そのあたりの矛盾を抱えて患者さんと関わることが精神科医療に携わる者の苦悩ですね」とおっしゃられたことにこころを打たれました。こうしてD子先生との心理療法が始まりました。この時期のD子先生の評価は「神経質調査票」が九〇点、「SDS」が六四点、「GAF」が四五点でした。

1 第一期 箱庭療法（全一〇回／五か月）

今回D子先生に箱庭療法を導入した理由は前事例のC男さんと同様にフュージョンの体験が必要であるという理由からです。ただし、「抑うつ」の状態はC男さんより重篤で、ほとんどは「寝たきり」状態にあり、相談室にはやっとの思いで来られるということでした。しかし、実際に療法に入ってみると、かなり集中することができました。そこで治療者は彼女の「抑うつ」が「精神交互作用」による否定的感情への強度の執われによることを推測しました。簡単にいえば、「自分を責める」ことで身動きができない状態ということです。それでも箱庭における「中心化」の表現とともに、復職が可能になりました。

少女のような箱庭作品

初めて、お会いしたD子先生は、五〇代後半の治療者と近い世代の印象をうけました。かなり体力的にも衰弱し、あまり精気がなく老人に近い感じさえ受けました。慇懃に治療者に挨拶し「ここでの話は学校や教育機関には漏れないですね」と確認しました。治療者が、これまで通り「併用療法」の説明をすると、「すべて先生にお任せいたします。早く回復したいだけです」といわれました。そして「もう、すべてに自信を失いました。私が今までやってきた教師生活が無意味に思えてきます。身体がだるく、気分も落ち込み続け、食欲も出ません。それから些細な物音にもいらいらしてしまうのです」といい、今回の事件の傷の深さが治療者に伝わってきました。「がんばってこられたのですね」と一言だけ述べ、早速、瞑想箱庭療法に入りました。するとD子先生は「先生、すみませんが、椅子に座って箱庭をさせてください。立って動くことに疲れるのです」といい、さらに「けれどもこれは困りました。私は何かをしようとすると頭で考え、完璧なものを作ろうとする傾向があります。遊ぶことはほんとうに難しい」とも呟きました。治療者は「承知しました。椅子を使ってください。

それから、砂だけ触っていて気持ち良くなるだけでも充分ですよ」と答えました。私が瞑想に入ると、後ろ向きのために見えませんが、D子先生は、椅子に座り最初は戸惑っていたようでしたがやがて静かに砂に触れてその感触を楽しんでいるような穏やかな雰囲気を感じとることができました。そして二〇分くらい経過して、落ち着いた声で「できました」といわれ、船のある海と浜辺の光景を置きました。

私は、これほど消耗している目の前のD子先生と、まるで少女が作ったような美しい浜辺の光景との落差に驚きました。「先生、最初は戸惑いましたが、私はほんとうはこういうことが好きなんです。心に何となくイメージが浮かんでくることが不思議です。おそらく、もう頭のなかでいろいろ考えすぎる人生に飽きたのかもしれません。ただ砂を触っていると自分が溶けるようです」といいました。それでも第二回目の面接では「家では、認知症ぎみの母が私のことを心配しています。一緒に、いつかは老人ホームに入所しようなどといいます。私にはそんな母が重くてなりません。一人でぼーっとしていると、今度は自然に良いイメージではなく、校長や同僚への怒りが出てきます。自己保身したい気持ちはよくわかりますが、教員だったら道理を正し、生徒をしっかり指導することが当たり前ではないですか。校長はじめそのことがわからず、これまでも何回も生徒指導の問題などで私と校長とは議論になったのです。当然、私の意見にも耳を貸そうとしませんでした。私はそのことに激しい怒りを覚えますが今回の件では、なんと「先生、大切な生徒さんとけんかなどしないで早く仲直りしてください」といわれてしまいました。あきれました」といいました。

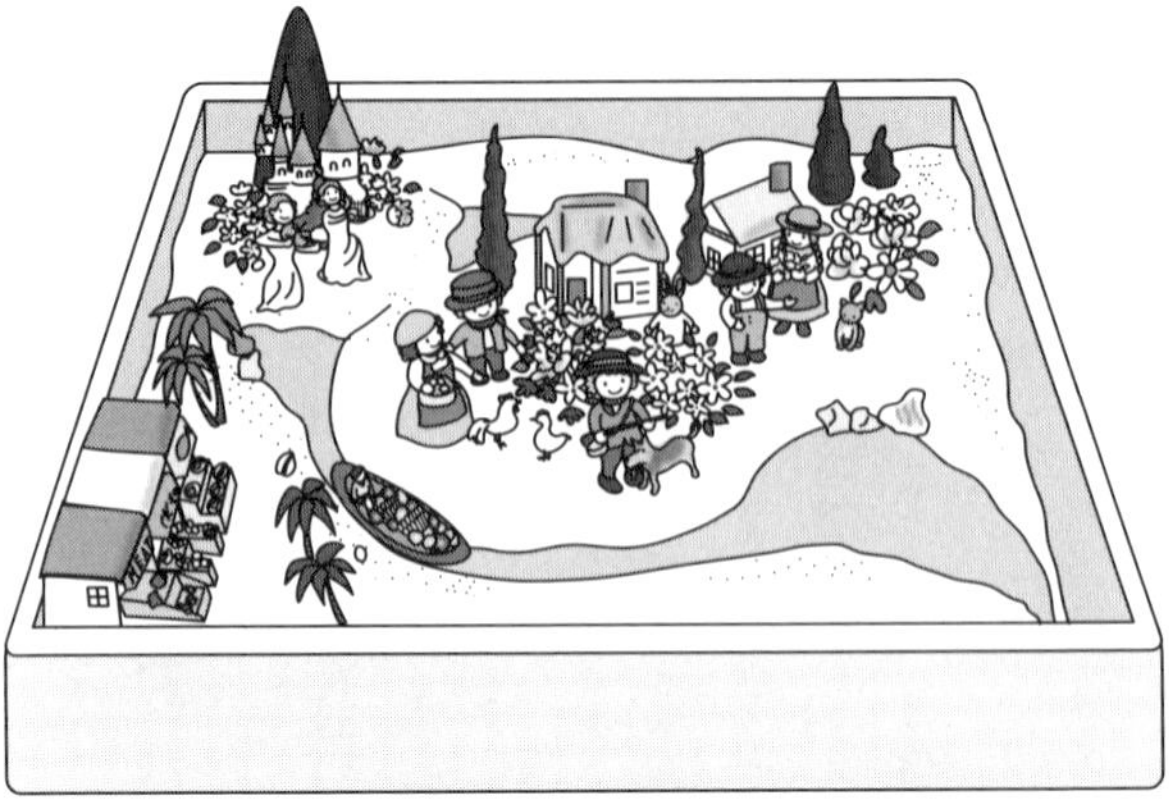

少女が作ったような美しい浜辺の光景（第一回目）

箱庭では川を挟んで美しい花の公園と猛獣たちが向かい合っていました。以上のようなD子先生の語りも私に訴えているというよりもご自分に語りかけているようでした。

第四回目の面接では、「ここでは落ち着くのですが家に居ると再び以前のように時間に追われるような気になるのです。そして「一日も早く職場復帰しなくてはならない」とか「英語のスキルアップをしなければ」とか「復職した後、管理職や同僚たちとどう関わればよいか」などいろいろ考えてしまうのです。それから気分の落ち込みは箱庭を始めてからかえって悪化したようです。抗うつ薬を増やしてもらいました」といいました。治療者は、こうしたD子先生の訴えに対して特に助言することなく、再び瞑想箱庭療法へ彼女を導入しました。今回は「ああ……この場に来ると何もかも嫌なことを忘れられる。砂もとても気持ちがいい」と一人言のように呟きました。私の呼吸も少しずつ深まり、やがて、今私がいる場所がどこなのかわからないほどの催眠状態に入ってしまいました。そして今回も「終わりました」というD子先生の声に、目覚め、そこに座っている自分に驚くくらいでした。D子先生は中心の池に龍を置き、その池を人々が囲むという作品を作りました。「龍が池から突然姿を現し、人々がそれに驚き畏怖しています。龍は恐ろしいというよりも、畏怖する存在です」と説明しました。治療者は後になってシンボルとしての龍の意味するものがD子先生のセルフであり、この作品は曼荼羅であると推測できました。そして、今回を境にD子先生の面接場面での語りの内容も変わってきました。

第六回目では「最近は極度に落ち込むことは少なくなりました。復職について考え自分を追いつめたり、管理職や同僚への激しい怒りに執われることがあります。そして、「かくあらねばならない」と自分を責める傾向は相変わらずです。教師としての信念を貫くために、復職してもう一度がんばらなければならないという気持ちに苛まれたりします」といわれました。

相反する感情を抱えての復帰

それでも、A子先生は「こんなことは初めて体験することなのですが、ここで砂をずっと触っていると、教師になりたての頃の昔の生徒たちのことや地域社会の人たちのことなど懐かしい思い出が次から次へとこころに去来してくるのです。まだ宅地化が進まなかった頃の、この地域では運動会の後になると、保護者とともに河原で芋煮会をしたりしました。爽やかな秋風の下で楽しかったですね。

生徒たちも参加したりしました。そして今では考えられないことですが、夏休みにはクラスの生徒たちと河原でキャンプをしたり部活の特訓の後は子どもたちを自宅に呼んですき焼きパーティなどもしました。そうした生徒や保護者たちとの信頼関係が生きていました。今はそんなことをしたら大問題になりますけどね」といい、また続けていいました。「こんなこともありました。とても学校で荒れていて、他校の生徒と傷害事件を起こし、鑑別所に入れられてしまった私が担任をしていたクラスのH子が、中学を卒業して何年かたって、職員室の私の元を訪れたのです。その時にはなんと、とっても可愛い赤ちゃんを抱いてきたのです。その赤ちゃんを見るH子の目は輝いていました。職員室のどの教員の瞳よりも……。旦那と小さなラーメン屋をしているそうですが、赤ちゃんを見るH子の目はほんとうに綺麗でした。私も幸せな気持ちになりました」。そう回想されるD子先生の目には涙のようなものが光りました。

第七回目の箱庭では池から這い上がってくるワニや亀、花盛りの公園で合掌する人間、それを見つめる虎など、D子先生の、安らかな気持ちと強迫的な不安感との相反する感情が素のままに表現されているようでした。

第八回目の面接で「多少の不安感と気分の落ち込みはあっても何とか来月から復職するつもりです。復職に向かう不安感と、もう一度現場に戻って最後まで教師の職を全うしたいという前向きの気持ちに苛まれています」と語りました。治療者は「それが自然であり健康な精神状態ではないのでしょうか」と一言助言しました。「生の欲望」が賦活化する時には必ず、患者さんは相反する感情を体験していきます。「生の欲望」に相反する感情が「死の恐怖」ですが、一般的には不安感、恐怖感もすべて「死への恐怖」に包括されます。森田はこの二つの相反する感情を相反するままに、心身の自然の流れのなかで体験していくことの重要性を力説しました。今回の箱庭でも、花盛りの公園とそれを囲む森を置き、平和世界と恐怖の世界が対象的に表現されていました。

第一〇回目（最終回）では、「先週、校長と面接して、職場復帰の意志を伝えました。校長は、暗に私に勧奨退職を勧めるような表現で「先生ご無理なされないでいいですよ。私や先生が教師としてがんばれていた時代は終わってしまったのです。教育文化も保護者、子どもたちの考え方もすっかり変わり、特に保護者は学校に対して昔のような期待は持たなくなりました。教員のことなんかだれも偉いなどとは思っていませんよ。私も早く辞めたいです。今勧奨退職すると退職金が倍になるそうですよ」といわれました。私は、そういう校長の言葉に振り回されずに「とにかく復帰してもう一度がんばってみます」とだけ伝えました。校長は「それなら担任からは外れてもらいます」といいました」とA子先生は語りました。

それらの経緯を語ったあと瞑想箱庭療法が始まりましたが、今回D子先生は椅子を使いませんでした。私の瞑想はまるで深い眠りに襲われるように深まりました。箱庭を終えると、「これまでで一番自分を忘れて集中できました。突然、こうしたイメージが出てきて心と身体が一つになったようですといいました。前にも述べたように、瞑想箱庭療法では、治療者が「自分がどこにいるのか」忘れてしまうほどの深い瞑想に入れば入るほど、患者さんもまた、「無心」に箱庭に集中できるように

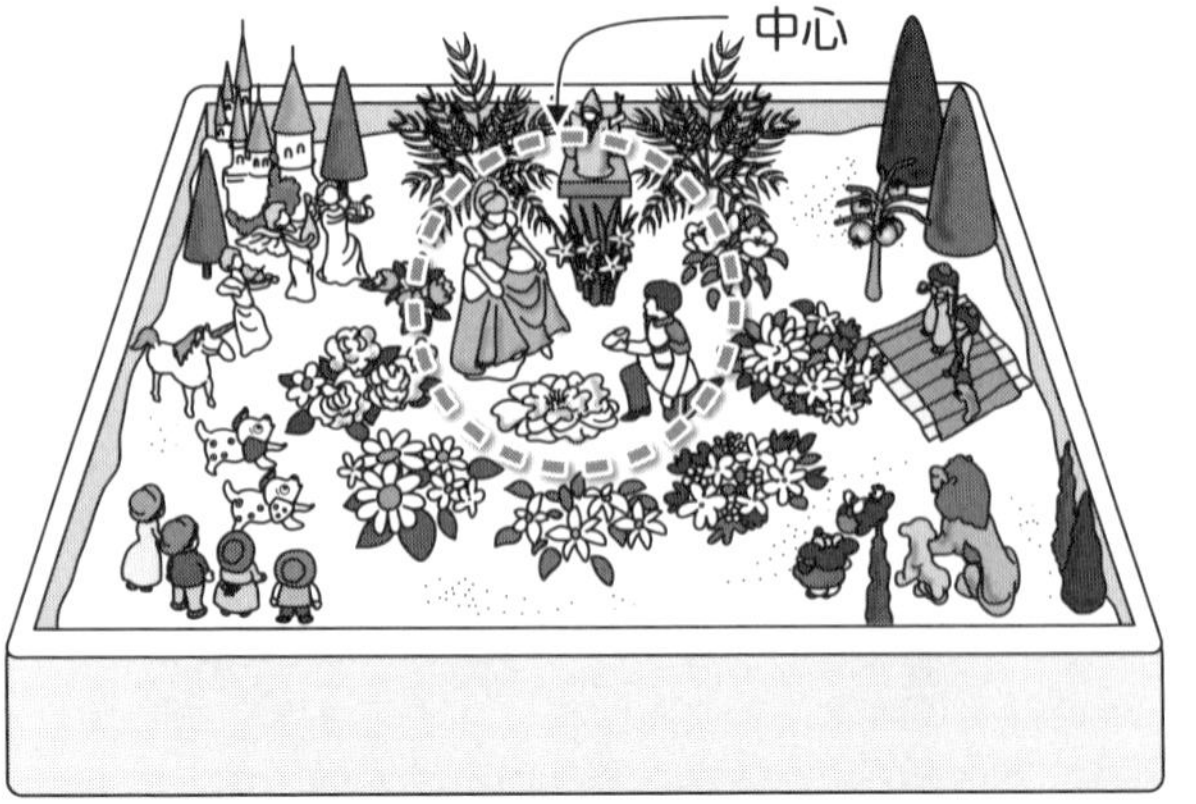

結婚式を祝福する動物たち（第一〇回目）

なります。それがユング心理学でいうセルフを布置させ、自然治癒力を賦活化させる根拠になりますが、その理論的な部分は「結章」で説明します。

箱庭では箱庭の中心に女性と男性を、周辺を動物たちで飾られました。D子先生は「これは結婚式を動物たちが合唱して祝ってくれているのです。なんでこんなイメージが出てきたのか理解できません。結婚といえば、私は教員の仕事に追われ結婚しませんでした。けれども最初はそのことに寂しさのようなものを感じたこともありましたが、今は全然、そういう気持ちはありません。かえってたとえ生涯結婚しなくても結婚に対するある種の夢のようなイメージを抱くことすらできます」と説明しました。

箱庭作品からは、中心化としてのセルフのイメージが読み取れました。また「結婚式」のイメージそのものも相対立するものの統合を意味しています。ところでD子先生のこころのどこにこんなに豊かなイメージが存在していたのでしょうか？　「強迫性パーソナリティ障害」に見られる頑《かたく》なさがどの箱庭作品にも見られないのです。むしろこれまでの箱庭からはまるで少女の置くような柔軟な表現が多く見られました。しかし、D子先生のこれまでの日常生活に関するエピソードは明らかに見方によっては「強迫的なパーソナリティ」そのものでした。ここでの評価は「神経質調査票」が六四点、「SDS」が五二点、「GAF」が六二点でした。

2　第二期　外来森田療法（一二回／六か月）

D子先生の「うつ状態」は比較的短期間で軽快して、無事復職できました。

そこで、これまでの事例のように日記を中心とした外来森田療法への導入を行いました。ところが復職してから一か月間は何とか、無事に勤務できたのですが、生徒のトラブルから再び激しい不安感、抑うつ感に執われはじめたのです。治療者はその理由としてD子先生の「強迫性パーソナリティ」が仕事に慣れるに従ってまた強化されてきて、「思想の矛盾」に苦しみはじめたものと推察しました。しかし、治療者からは本人自身の性格改善を諦念することを促す示唆や、五感を外界に開き、思考、感情よりも感覚、直感を大切にすることなどを助言しました。やがてD子先生は授業中における「恐怖突入験を通して、「思想の矛盾」は打破され、「現在の瞬間を生きる自分」に戻れることができました。「今後の人生」について再考し最終的には退職しましたが、新しい自分と新しい世界に出会うことができました。「人生の意味」が転換されたのです。

症状の再発

x年x月x日　晴れ
起床：六時
午前：英語の授業を以前担任をしていたクラスで実施する。
午後：英語の授業と教材研究。
就寝：午前〇時
【本日の感想】以前担任をしていたクラスでの授業で再びぎくしゃくしはじめた。例のK子はわざと私を無視してほかの教科のテキストを机に出して勉強を始める。注意しても無視される。午後八時に帰宅しても、母が私と食事をすることを忘れて一人で二人分の夕食を食べてしまい、そんな母を悲しく思えた。母の状態も心配であり、今後の不安がつのった。身体も重い。
【治療者からの助言】先生のことを嫌っている生徒からの評価は、先生がいくらがんばられてもどうにもなりません。生徒からの評価に執われずに、不安のままに形どおりの授業を続けていけばよいのではないでしょうか？　それから、先生のまじめさに起因する「こうあらねばならない」という考え方を修正することはもう不可能に近いと思います。なお、お母さまに関しては医療的な対応をしっかりされた方がよいでしょう。おわかりだと思いますが、認知症とはどういうものか感情を交えずに客観的に知ることが大切ですね。

対するD子先生の反応は、「やはり私には、生徒はかくあるべし。教師としての白分はかくあるべし。母は子どもにかくあるべし。という期待感が強いようです。そのことは箱庭療法の時に充分に自覚したつもりでも、やはり現実に返ると駄目ですね」といわれました。その時治療者は「そういう自分の性格を直そうとしないことです。そのままで、いきましょう」と伝えました。

恐怖に突入することで見えてきた「今を生きる子どもたち」の姿

x年x月x日　晴れ
起床：六時

午前：英語の授業を前クラスで行うが、生徒たちは無駄話をして授業に集中しない。K子はさらに大胆に私を見て笑いながら、数学の教科書を開き、周囲のクラスメイトと問題を解きあっている。その時私は、「集中させなければいけない」という自分の教師信念に襲われ再び苦しくなり、パニック発作が出そうになったが、それをコントロールする思考、意志を放棄して、不安に突入してその場に任せきった。すると突然、身体の奥から「もうこれでいいのだ」という頷きとともに、「ねばならない」思考が消えるという体験をした。その時、窓の外の風景が突然目に入ってきた。五月の新緑が風に微《かす》かに揺れていた。箱庭の時の身体の体験が蘇ってきた。
午後：英語の授業と教材研究。
就寝：午前〇時
【本日の感想】本日授業中に起こった体験は、箱庭に集中しているとき、突然心と身体が一つになった体験に近いと思った。それからはK子たちにも執われずに淡々と授業することができた。そして、授業の終わりにK子の方をかすかに眺めたら、「何とこの子はかわいい顔をしているのだ」という思いが自然に湧き起こってきた。そして、初めて今まで見たこともない「人間を信じることのできない苦悩と憎しみにまみれた一三歳の少女の顔が見えた。その少女の顔はこれまで自分が出会ってきたどの生徒とも異なる顔つきをしていた。これまで固定観念として、自分がそうだと思っていたかつての中学生の年齢の顔とはまったく異なっていた。周囲の子どもたちもそれに近い感じがした。その瞬間「私の教員生活はこれで終わった。K子にもほかの子どもたちにもほんとうに申し訳ないけれど、私の力ではあなたたちを何とかすることなどできはしない。時代の変化とともに、たしかに子どもたちも、教室の空気もすべてが変わってしまったのだ。これが事実なのだ」と思い知らされた。その時に窓の外に見えた五月のそよ風に揺れる新緑の木々が輝いていた。

【治療者からの助言】「思い込み」の世界から解放されて、あるがままの事実の世界、常に変化している事実の世界を直接体験されたのでしょう。この時の経験を大切にしましょう。

陽炎のように流れる時間の体験

以上の助言に対して、D子先生は深く頷きました。D子先生の教室での体験は「思い込み」の世界としての「思想の矛盾」が打破され、事実に直接に触れる経験をしたと考えられます。ここでの「事実」とは森田のいう「事実唯真」の世界そのものです。こうしてD子先生は翌年の春、三一年間の教員生活にピリオドを打たれました。新しい人生がＤ子先生に始まりました。それは、Ｄ子先生が自身の何かを諦めたことにほかなりませんでした。こうしてＤ子先生の「強迫的パーソナリティ障害」も軽減されていったのです。

その後先生はお母さまの介護とともに新しい趣味としてガラス工芸制作に励んでいるとのことです。「日々変化して新しくなる自分を発見しています。今後の将来を考えると「不安」ですが、「不安」とともに「生きて行こう」という意欲が出てくるのです。それから時間が川の流れのように早く流れていきます。四季折々の周囲の自然が美しく見えて仕方がありません。今は紅葉の季節で裏山の葉が赤く色づいています。家の周囲を見回すと、商店街はシャッター銀座ですが、その通りは、夕暮れ時には夕日に美しく輝きます。私は今「とても小さな幸せ」を手に入れたようです。どうしてこうなったのか不思議です。ともかく、自分も時間も陽炎のように流れていきます。教師を辞めて心にゆとりができたことだけが原因ではないようです。母を介護の施設に送り、そこで様々なご老人とお会いしますが、施設の室内の空気も蜃気楼のように流れています。まるで先生の相談室のことを思い出すようです。それから教師時代のことのほとんどすべてに対してあまり記憶がないのです……今の状態は今のままでよいのでしょう」。

以上のような内容のお手紙をいただきました。文章は、論理的ではなく、慣用語の世界にあふれていますが、Ｄ子先生が新しい人生を歩みはじめられたことは事実のようです。実際、この後Ｄ子先生は介護施設の仕事も非常勤で始められたそうです。

ここで治療者のこころには、ユングの以下のような文章が浮かんできました。

「人生の午後にいる人間は、自分の人生が上昇し拡大するのではなく、仮借ない内的過程によって生の縮小を強いられるのだということを悟らなければならないであろう[9]」。

ただし、ここでの生の縮小とは東洋思想の影響を受けたユングにおいては、自我ではない自己（セルフ）に向かう内向的な生を意味し、自然との関係の回復、老いの受容等を含むものであり、より一層成熟した人生を目指すことを述べたものです。D子先生もそのような意味の、「人生の午後」を体験されているものと思われます。浄土仏教における「浄土」の遠景が日常生活で垣間見えてくるのです。事実、人生には、向上、発展することとは異なる「もうひとつの意味」があるようです。

最後のD子先生の評価は「神経質調査票」四五点、「ＳＤＳ」五〇点、「ＧＡＦ」が七二点でした。

5 E男さんの事例―気分変調性障害、回避性パーソナリティ障害
「自宅の外は会社だけの世界ではありませんでした」

次の事例では、一年以上「引きこもり」（正しくは「社会的引きこもり」）の状態を続けていたE男さんが、無事、社会復帰を果たすまでの併用治療の経過を説明します。「引きこもり」とは「長期（たとえば六か月以上）にわたって自宅に引きこもって社会参加をしない状態」をいいます。

E男さん（当時二五歳）は、大学卒業後某自動車企業に事務職として就職され、二年間は、ほとんど会社との軋轢もなく平穏な日々を送っていました。ところが入社三年目に入り、業務内容が事務職から営業部門に配置転換され、自動車のセールスを担当することになったのですが、営業成績の不振を、毎回上司から叱責されたことと、生来の対人緊張の激しさのために、出社できなくなりました。ここでも産業医の力添えもあり、再び事務職への配置換えを会社に要求しましたが、どうしても聞き入れられませんでした。そのことが契機で退社することになり、その後一年間は、昼夜逆転の生活を繰り返し、夜はインターネットのゲームに明け暮れていました。家族構成は、祖父、両親（お父さんはすでに定年退職されています）、大学生の妹さんの五人家族でした。両親がクリニックへの診療を勧

められましたが、それを拒否し続けていました。ところが、「引きこもり」一年目の五月に彼をかわいがっていた祖父が享年八九歳で亡くなってから、クリニックに受診することに積極的になり、心理療法も受けることを承諾しました。

1 E男さんの見立て

「引きこもり」と「回避性パーソナリティ障害」の関係

ところで「引きこもり」には非精神障害によるものと精神障害によるものとがあるといわれています。前者の場合は精神疾患ではなく、本人の自由意志で選択された現実への対処行動様式であります。それゆえに、「引きこもる」当の本人には治療するというモチベーションがきわめて低いと考えられます。後者には統合失調症をはじめとする精神病圏、神経症圏、パーソナリティ障害などが含まれます。E男さんの場合は後者に該当します。笠原嘉氏は神経症圏の「引きこもり」を退却神経症という病名で説明しています。そして、その特徴として「強迫的傾向性」をとりあげていますが、「強迫的傾向性」は「森田神経質」にもうかがえるものです。また、「森田神経質」とDSM-Ⅳ-TRにおけるパーソナリティ障害の項目の不安を主因とするパーソナリティ障害（強迫性、回避性、依存性パーソナリティ障害）は重なる部分が多いとされる北西憲二氏らの研究からは、「引きこもり」が回避性パーソナリティ障害にも該当することが多いといわれています[10]。

E男さんに対する主治医の診断では、精神病的傾向性はほとんど見られず、従来の診断では「神経症性うつ病」、DSM-Ⅳ-TRでは、Ⅰ軸の主診断が「気分変調性障害」、副診断が「全般性不安障害」で、Ⅱ軸では「回避性パーソナリティ障害」ということで後者に該当するとのことでした。森田神経質の診断基準（本書三九〜四一頁参照）では、症状内容の特徴が三項目―予期不安、防衛単純化、自己の悩みの特別視、などの項目が満たされず、さらに性格特徴としてはAの内向性をすべて見たし、Bの強迫性、弾力性では、1の完全欲、2の自尊欲求などが見られ、内向性に偏りがあっても「強迫的」であることが明確になりました。それゆえに「森田神経質非定型群」に該当しました。森田神経質が性格的要因となり、職場の環境が誘因となって「神経症性うつ病」や「全般性不安障害」を発症したものと推測されますが、性格的要因が強いので「適応障害」ではないと主治医から説明され、また彼自身の語る症状に関する言動などからも充分に納得できるものでした。彼の森田神経質的傾向とは「彼に不安を与える会社や社会に対する強迫観念や雑念に強く執われることがある」ということからもうかがえました。

それでは「回避性パーソナリティ障害」とはどのような内容でしょうか？　再びDSM-Ⅳ-TRで調べることにしましょう。

DSM-Ⅳ-TRでは以下のように説明されています。

社会的制止、不全感、および否定的評価に対する過敏性の広範な様式で、成人期早期に始まり、種々の状況で明らかになる．以下のうち四つ（またはそれ以上）によって示される。

（ア）批判、否認、または拒絶に対する恐怖のために、重要な対人接触のある職業的活動を避ける。

（イ）好かれていると確信できなければ、人と関係を持ちたいと思わない。

（ウ）恥をかかされること、またはばかにされることを恐れるために、親密な関係のなかでも遠慮を示す。

（エ）社会的な状況では、批判されること、または拒絶されることにこころが執われている。

（オ）不全感のために、新しい対人関係状況で制止が起こる。

（カ）自分は社会的に不適切である、人間として長所がない、またはほかの人よりも劣っていると思っている。

（キ）恥ずかしいことになるかもしれないという理由で、個人的な危険をおかすこと、または何か新しい活動にとりかかることに、異常なほど引っ込み思案である。

以上の特徴から明らかになることは、先述したB男さんの事例と同じく「自己愛の傷つき」に共通性があり、ここでも「我執の病理」がうかがわれることです。ただし、A子さんの場合と異なり、その自己愛は内向的であります。

なお、今回は箱庭療法中、復職まではいかずとも家の外で軽作業ができるようになったこともあり、箱庭療法の期間を便宜上、前期と後期に分けました。箱庭療法開始時の評価は「神経質調査票」八〇点「SDS」六〇点、「GAF」五〇点でした。

2 第一期 箱庭療法（前期…一五回／八か月）

面接室への融合と治療者と家族との協力を図った期間

この時期のE男さんは、鳩尾《みぞおち》がざわつく、気力がない、眠れない、頭が痛い等の自律神経的失調症状が続きます。これらは一年間の引きこもり中には出現しなかった症状です。葛藤を強く意識しないでいられたことが回避性パーソナリティ障害の特徴です。それが初めて、E男さんが「何とか社会に復帰したい」という気持ち、それを回避したいという気持ちの間の無意識的な葛藤が始まったためと考えられます。また心気的状態はヒポコンドリーとよばれるもので森田神経質に特徴的に見られる症状です。ただし、長時間の人混みや、アルバイト等はまだ無理で、日記のみを中心にした外来森田療法の導入は早急であると考えられました。そこで治療者はそうした状態を彼が箱庭療法を通して自然に抱かれ、自然治癒力が賦活する治療の場にすべく静かに瞑想し続けました。その結果、自律神経失調症状は軽減していきました。そして、外の世界に関心を向けはじめました。

なお、この期間中に、彼の母親が異常に心配し干渉してくるので、彼も、母親の言葉に執われ、

「かえって気力が出なくなる」と治療者に訴えるようになりました。ここで治療者は母子の間に不安、強迫の「悪順環」があると推測しました。そこで母親に相談室に来所してもらい、「悪循環」を断ち切るための助言も行いました。

以上のように、時には家族に積極的な協力を仰ぐのも、森田療法とほかの心理療法との大きな違いです。理由はほかの心理療法では、治療者と患者との転移関係を重視するので、家族がそこに介入することで、かえって治療関係を混乱させると考えるからです。一方の森田療法やネオ森田療法としての「併用療法」では転移関係が重視されないためにそのことが可能です。

「髭くらい剃ってきてくださいよ」

第一回目、E男さんが相談室に現れた時、髪は伸び放題で髭《ひげ》も剃っておらず、治療者はまず、不潔な印象を受けました。

たとえば洗浄強迫にも見られるように強迫的傾向の人はきれい好きだ、という治療者の先入観を打ち砕くものでした。E男さんは、引きこもりのために自分の主観の世界にしか関心が持てず、他者のことなど気にできなかったのでしょうか? 他者からの評価に過敏に反応する割には人間関係の基本的な問題に鈍感のようにも受け取れました。すえたような悪臭が相談室に漂いました。彼のはいている穴だらけのジーンズも今時の若者の流行とはいえ、ほとんど洗濯した形跡がなく、あまり好感が持てるものではありませんでした。彼は決して治療者と目線を合わせようとせずに「会社を辞めてから、何もしていません。自分としては生活保護を目指していたのですが、祖父が亡くなる時、私のことをいたく心配したようなんです。最初はそんなことどうでもいいと思ったのですが、一か月後、夢に祖父が現れ、幼い私の手をひいて川の土手を歩いている姿見て、もう一度、社会に復帰しなければと考えるようになりました。そのことばかり考えているとほかのことがどうでもよくなるのです。不安感と鳩尾のざわつき、頭痛、気力が出ないこと、少し外出しただけで気持ち悪くなります。何もしていないのに疲れてしまうのです」といいました。

治療者はこれまでの患者さんに伝えたのと同じように、併用療法の内容、過程を説明して瞑想に入ってしまいました。特に今回は「箱庭制作では何かを置こうと最初から考えて、アイテムを探すのではなく、なんとなく、棚に置いてあるアイテムを眺めながら置きたいという気持ちが出てきて、自分にとってぴったりくるものを置くことが大切です」と箱庭制作の方法を伝えました。理由はこれまでの事例からもおわかりのように、E男さんをはじめ強迫的傾向が強い人に限り、最初から、何を置くかを思考したり、思考した箱庭のイメージに集中しようとして、こころが自由に動かないことが多いからです。ただし瞑想中もひどい悪臭に悩まされました。E男さんは約一五分で、怪獣たちのアイテムと人間の兵士たちが戦う場面と、それを見ているマリア像を箱庭に置き、「怪獣が襲ってきて大切なマリアの像を奪おうとしているのを人間が必至で守っているところです」と説明しました。そして「ここは気持ちの良いところですね」といわれました。

ところでこの時、治療者はつい無意識的に余計なことをいってしまったのです。「E男さん髭くらいは剃ってきてくださいよ。それから、かなり、臭いますよ。将来のことを考えることよりもそういう身近なことを気にすることの方が先でしょう」。

するとと彼は一瞬度肝を抜かれたように驚きましたが、しばらくして、さきほどとはうって変わって、大胆に私をにらみ付け「まいったな……世間は面倒ですね。相談室も世間ですかね。先生にはまいった。自分の内面にばかりに注意を向けすぎて、肝心な服装や身だしなみをすっかり忘れていました」といいました。森田は「外相整えば自ずから内相自ら熟す」と述べていますが、これはその内容を伝えようとするような介入ですが、治療者はこの時、意図的に介入したわけではなく、彼の不潔さに無意識的で自然な反応をしたまでのことでした。そんなことがあっても彼は傷つくことなく治療者との関係性は続いていきました。彼は、二回目以降は髭を剃り、入浴して、こざっぱりした姿で来室することができるようになったのです。おそらく治療者の無意識的で直感的な言動が彼に響いたのかもしれません。こうした、治療者の直感的な言動で逆に治療関係が好転する例は森田療法では「頓悟」とよばれたりします。

第五回目では「相変わらず、気分の落ち込みと不安感、頭痛はします。私は、実は子どもの頃より他人と関わることが苦手でたまりませんでした。とにかく傷つくことを恐れたのです。それでも、そんな自分を誤魔化し、愛想よくしながら、小、中、高時代まで周りに合わせていたんですよ。それが、大学を卒業して入社後からきつくなり、決定的になったのは営業に回された時でした。もう、自分をいつわることは御免だということで、「うつ」を理由に退社して引きこもったのです。実に引きこもりの生活は快適でした。けれども、祖父の死がきっかけになり、やはり、社会には最小限は関わらずにはいられないと考えるようになった途端、不安と無気力、胸のざわつきなどで苦しみはじめたのです」とE男さんはいいました。治療者はただ頷き、いつも通り箱庭に誘導しました。箱庭では街を作り、それを怪獣が破壊する場面を作りました。「怪獣に平和な街が襲われています」と説明しました。破壊的なイメージの箱庭は今回まで毎回置かれ続けられました。社会にとけ込めない自分や、自分と齟齬を感じてしまう他者や、あるいは治療者自身への怒りの表現なのかと、治療者は解釈しそうになりましたが、それを流し、E男さんの内界に起こっている自然な変化をそのまま受け入れました。

母親に来所をお願いする――母親との悪順環（「精神交互作用」）の指摘

第一〇回目の面接ではE男さんの方から「相変わらず、昼間はDVDを観て、ここに来る以外は外出していません。この間、妹と大喧嘩をしました。妹は、何もしていない私を見ることが耐えられないらしいのです。相変わらず胸のざわつき、気力のなさは変わりませんね。それから、母親が「なぜ会社に行けないのか？　薬の処方が間違っているのではないか？　箱庭療法についてインターネットで調べたが「占い」の類ではないか」と干渉してきて、こうした母親の言葉がかえって気力が出なくなる。ますます落ち込む」といいました。治療者は、一応、母と子との間の不安、強迫を中心とする「悪順環」を推測しました。そこで、次回の面接までの間に母親だけに来所してもらうことにしました。彼も母親もそのことを承諾しました。今回の箱庭では家と怪我をした少年、樹木、花、赤い自動車などを置きました。

そして「この少年が、どこか見に覚えのない街にたどりつきました。一体ここはどこだろう」と説明しました。ただし治療者には、E男さんに落ち着きのようなものが見られるようになってきた印象を持ちました。

その後、母親が来所しましたが、その時、治療者は「お母さんが彼のことを気にして、彼に注意を向ければ向けるほど彼もまたお母さんが気になり、自分を追いつめることにもなります。またお母さんはお母さんで、そのことでさらに彼のことが心配になります。これが「悪循環」です。「執われる」ということですね」と説明しました。そして「極力、彼の言動には注意、関心を向けないで、ご自分のことだけに専念してほしいのです。彼のためにも、ご家族の協力が必要なのです」と伝えました。すると母親は「そんなことで治りますかね。心配です。それから、ここではどういうことをしているのですか？　どんな話をしているのですか？」と今度は私に尋ねました。私は森田療法の歴史と概略、「併用療法」について説明しました。また、箱庭療法については、「リラックスできる場で砂遊びに集中することで心理的安定を図ることを目的としたもので、抑うつ状態等で日常生活が充分できない段階にはそれを行います。外に出られるようになる準備です」と説明しました。お母さんは、森田療法が医療機関において歴史を持った精神療法ということを納得されたようでした。

第一三回目では「相変わらず、外に出て外部と関わるのが面倒ですが、最近この場（面接空間）では余計なことを考えないで、頭のなかを空っぽにできるようになりました。間《ま》のようなものができて

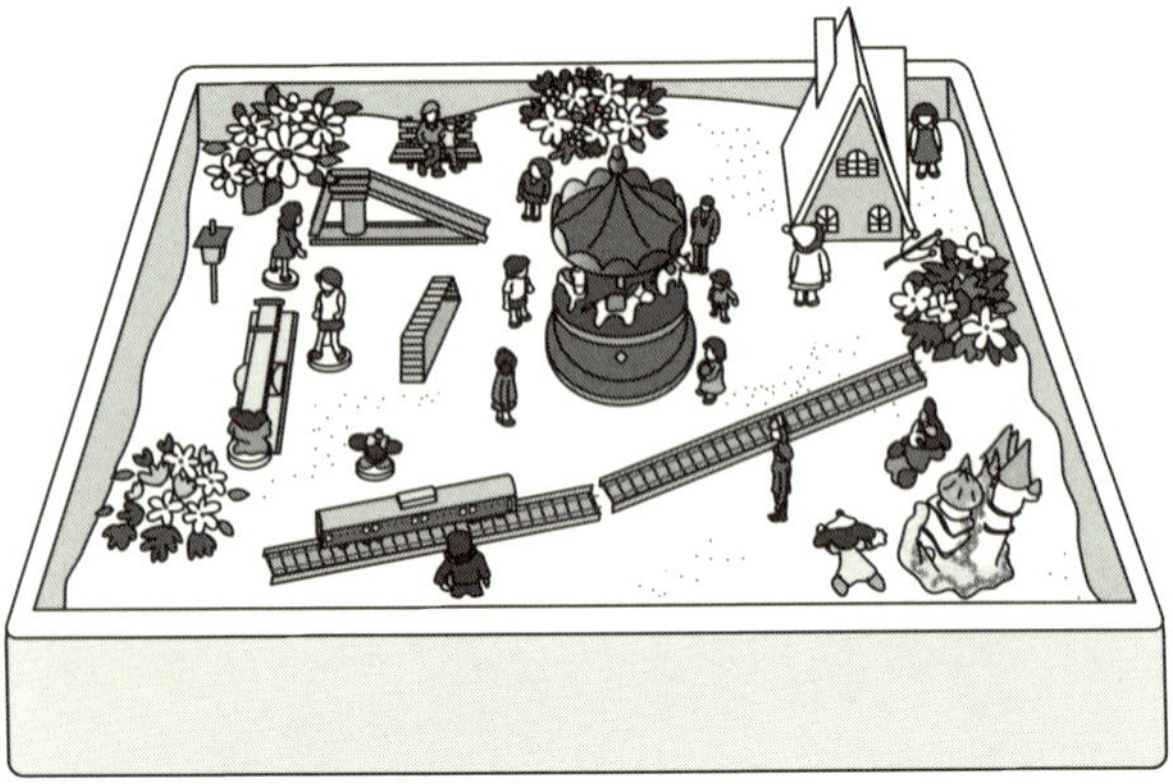

メリーゴーランドが中心に置かれた街（第一三回目）

きました。箱庭でも、何を作ろうかと特別考えないで、その場での閃《ひらめ》きで置いています」といいました。箱庭では公園や街、レールを走る電車のようなものを置き、中心にメリーゴーランドを置きました。そして「中心を置いた感じがします」と説明しました。治療者の印象はようやく箱庭に中心化が表現されたことと、E男さんが面接室を「自由で保護された場」として体験できてきたことがうかがわれました。

第一五回目では「ここのところ気力が出てきました。鳩尾のざわざわ、頭痛もさほどではありません。医師からは気力が回復してきたので、環境を変えるためにも、何か一人でできる作業でも探したらどうかといわれました。アルバイトなどはまっぴらですが、父が借りている畑での農作業をするつもりです。そんなことよりもここは不思議ですね。ここで箱庭遊びをしていると無心になれるんです。家ではＤＶＤを観ていても何かほかのことを考えています。私が無心になれている時にかぎって先生の気持ちよさそうないびきだけが聞こえてきます。先生は瞑想とかいっても寝ているのではないかと思っていましたが、箱庭の終わりを告げるとしっかり目覚めている。変な療法ですね」といわれました。治療者は「私は観葉植物のようにそこに存在していて、あなたが身体を動かし箱庭をする時、私がいることが気持ちの良い環境になっていればそれだけでいいのです」と伝えました。E男さんは「その方が私も楽です。私はたとえカウンセラーでもあまり内面に入ってきてもらいたくないのです」といわれました。箱庭では、街、子どもたち、トンネルを抜ける自動車のアイテムを数台置き「子どもたちも自動車レースを見ています」と説明しました。E男さんにエネルギーが出てきたような印象の箱庭でした。

3 第一期 箱庭療法（後期…二五回／五か月）

農作業を始める

この期にE男さんは、農作業を始めるようになるとともに野菜作りに対する興味が深まり、書店で農業に関する書物を手に入れたり、図書館で調べ物をするために外出できるようになってきます。箱庭にも再び中心化が現れ、自律神経失調状態はさらに軽減化されていきます。そして、農園でのアルバイトにふみきります。

第一八回目、E男さんは父を手伝いながら、「畑ではジャガイモとキュウリ苗、トウモロコシを植えました。草むしりもして、一日五時間くらい農作業をしました。たしかに苦しいですが、終わった後の風の気持ちよさは最高ですね。もっと野菜作りに関する知識も得たいので明日本屋と図書館に行きたいと思います。それでも偏頭痛はときどきします。落ち込みが突然、くることがありますね。以前よりは全然調子はいいですが……」といいました。治療者はE男さんにある程度の健康な日常生活が可能になってきたので、日記療法を提案しましたが、まだ、この場では箱庭だけに集中したいとのことで、箱庭療法のみの継続を希望しました。そこで「農作業では五感を周囲に開き、目にとまった自然、空気、音に注意を向けてみましょう」とだけ提言しました。

箱庭では中心に湖を作りそこに船を浮かばせ、船の上には少年と少女のアイテム、周辺には森、赤い屋根の家のアイテムを並べ「これは別荘と湖です」と説明しました。

第二〇回目、E男さんは「相変わらず、畑仕事はしています。これまで身体をほとんど動かさなかったせいでしょうか、とても疲れることがありますが、一番疲れることは、図書館に行って人混みにさらされることです。ほんとうにこれまでよく我慢して、学校や会社に行けたものです。でも、社会に復帰するために治療しているわけですからね。箱庭では中心に山を作り、山の上に塔を置きました。そして子どもたちがそこを目指していく場面を作りました。中心の塔を目指してみんなで山を登っていきます。ほんとうに辛く、不安な修練です。塔は発見できてもそれを上ることはほんとうに大変です。塔が憎いですが、それがあると、それでも「上りたいという生きる力ともなります」」と説明しました。治療者は、この時、箱庭での治療がうまくいっても、現実生活に戻ることでもっと苦しいことが始まらざるをえず、そこでの治療までには、あと一山も越えねばならないという連想が自然に浮かびました。「苦悩」と「生きようとする欲求」は一つであることが実感されてきました。

第二二三回目、E男さんは「両親は私には何も干渉せず理解してくれているようです。とにかく、再び、社会には戻らなければならないのでしょう。そんなことを考えると頭が痛くなりますが、農作業と図書館には通っています。それから、本屋も人混みに耐えながら行っています。軽い偏頭痛はします」といいました。箱庭ではトンネルを抜ける赤い自動車、動物たちや色とりどりの花々とキリンやペガサスなど様々な動物たちを置き「トンネルを抜けると不思議な世界が広がっています」と説明しました。そしてしばらく沈黙してから「自分でも意図しないでこうした箱庭が生まれてくるのだから不思議です」といわれました。治療者は、患者さんの多くが語る「不思議」という表現がこの治療法の特色でもある「非操作性＝無意識性」ということであり、それに自信を持つことができます。森田は「ものそのものになりきる」ともいいます。これは自我への執われを忘れ、自我が無意識的で身体的な働きにより柔軟に機能している状態と推測することができます。

第二二五回目では、E男さんは「身体的にはとても調子が良いです。父の紹介で来月から、農薬会社の農園でのアルバイトを始めることになりました。まったく自信がないのですが、とりあえず、他人とあまり関わらなくて済む感じなのでやってみようと思います」といいました。私は「それは良かったですね」と一言だけ伝え、後は箱庭に導入しました。こういう時にはよく患者さんは今後の不安について、長々と治療者にしゃべることが多々あります。そういう時に治療者がその不安を聞くことで

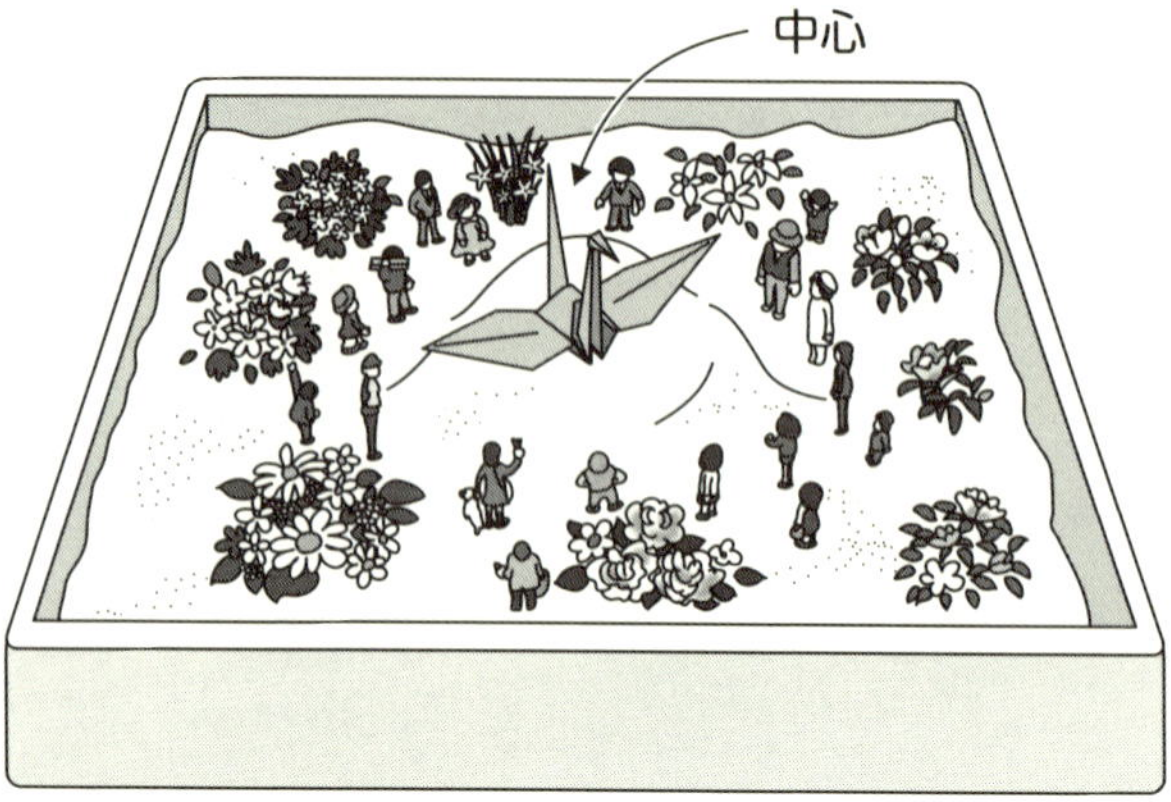

山の頂上に置かれた折り鶴（第二五回目）

かえって患者さんの「精神交互作用」を強めてしまうこともあるのです。共感しつつも不問にすることが森田療法の特徴です。箱庭では中心に山を作り、山の上に折り鶴を置きました。そして周辺に人間たちを並べ「山の頂上に不思議な鳥が天から舞い降り、人々が驚いてそれを見物に来ているのです。この鳥はとても神聖なものです」と説明しました。

治療者はＥ男さんに再び自然治癒力が賦活化してきたことと、神聖な鳥はユング心理学でのセルフの象徴のような印象を受けました。そこで治療者は再び次回の面接からの日記療法を提案しました。今回の提案をＥ男さんは快く受け入れてくれました。

箱庭療法終了時の評価は「神経質調査票」五二点、「ＳＤＳ」四九点、「ＧＡＦ」六五点でした。

4　第二期　外来森田療法（前期：七回／四か月）

アルバイトを始める

この時期のE男さんは、アルバイトをしますが、対人関係の不安感と自分が期待していた農園の耕作仕事などが思い通りにやらせてもらえなくなり、再び、「引きこもり」たい衝動にかられます。治療者は日記を通して、「精神交互作用」の打破と「耕作」以外を「面白くない仕事」と決めつける彼に、「思想の矛盾」に対する示唆を与え続けることと、周囲の人間関係よりも目の前の仕事にだけ注意を向け仕事を具体的にどのように工夫するかについて、助言しました。なお、「外来森田療法」の期間もアルバイト期と正社員期に分かれるので、便宜上、前期と後期に分けて説明しました。

x年x月x日　晴れ
起床：六時
午前：アルバイト（種まき）
午後：アルバイト（種まき）
就寝：二一時

【本日の感想】暑いなかを種まきをした。ほとんど仕事中は他人から干渉されなかったが、仕事が終わった後、課長に呼ばれ仕事が遅いようなことを、かなり厳しく注意された。鳩尾がざわざわして不安感が再び始まり、明日もこの課長と顔を合わせることを考えると、以前に会社に行っていた時の記憶が蘇り怖くなる。

【治療者からの助言】課長はあなたの人格について批判しているわけではなく、仕事の要領について伝えたにすぎないと思いますけど、いかがでしょうか？　工夫を重ねながら今の自分のできるだけのことをするしかないでしょう。胸のざわつきがあっても作業に注意を向けていかれればよいでしょう。

この助言に対しE男さんは、「社会とは人間関係の場だと考えていたのですが、そういう「生《なま》の人間関係」が存在するのではなく、どこまでもその場での仕事を通しての関係にすぎないものだということは理解できるようになりました。とはいっても、やはり世間から逃げたい気持ちは相変わらずです」と面接の場面でいいました。そこで治療者は「逃げたい気持ちは理解できますね。逃げたい、逃げたいと嘆きながら、バイト先でやらねばならないことを、だらだらとでも続けていかれたらどうでしょう」と答えました。

x年x月x日　晴れ
起床：六時
午前：種まき
午後：種まき
就寝：二三時
【本日の感想】課長からいわれたことが気になり、できるだけ早く仕事をしようとがんばったら、今度は、充分に蒔けない領域が出てしまい、午前中の仕事が終わったあと再び文句をいわれてしまいました。そこで午後には、「物事は一点集中しようとするとかえって、うまくいかなくなる」と考え、箱庭療法の要領で周囲の畑とこれから自分の種まきをする場所の全体を充分に眺めながら、足下の土に種を蒔くように努めたら、適度な緊張感のもと気持ちよく短時間で蒔き終わりました。自分の身体の動きと周囲の自然が解け合うようでとても気持ちが良かったです。かつて先生からいわれた五感を外界に開くことの意味が今回体験できたようです。
【治療者からの助言】とても大切なことに気づかれました。注意を一点に集中させないで全体を漠然と眺め回すこと（注意を拡散させること）が大切です。これも仕事をする工夫の一つです。

森田は以上のような体験を「無所住心」という禅の用語で説明しています。

「対人関係に注意を向けるより、与えられた仕事に関心を向けてください」

x年x月x日　曇り
起床：六時
午前：種まき
午後：課長との面接
就寝：二三時
【本日の感想】本日課長に呼ばれ、「今回の種まきの業務はほんとうによくやってくれた。ところで来月から仕事の内容が変わり、営業的な部署に行ってほしい」といわれてしまいました。私が一番不得意とする営業です。前回、引きこもるきっかけになった営業です。もうまるきり自信がなくなり、アルバイトを今後も続けるかどうか迷っています。再び鳩尾がざわつき、様々な不安感が、また今後のことなどが脳裏を横切り耐えられなくなりました。
【治療者からの助言】自分の得意とする仕事だけをやらせてもらえる社会はほとんど存在

しません。大切なことはE男さんが、「自分の理想とする仕事以外は意味がない」と決めつけることが問題ではないでしょうか。自分の理想から現実を眺めても、ただ苦しくなるような気がしてならないのですが……。観念から始めないで、まず恐怖の対象に身を置いて、与えられた仕事に手をつけるという現実から始められたらと思います。仕事をいかに工夫するかを人間関係への配慮より大切にしてください。

それに対してE男さんは、「先生のいわれることはもっともですが、不安で自信がなく、この仕事はアルバイトにすぎないので逃げたい気持ちで一杯です」と再びいいました。治療者は「観念にあなたは縛られているのでしょう。身体は充分に健康なので、動けないわけはないと思います。不安はそのまま今述べたように続けてください」と付け加えました。

x年x月x日　晴れ

起床：六時

午前：正社員とともに、H市のJAに行く。我が社の農薬の宣伝である。ほんとうに面白くないが、正社員のAさんは必至で、その効用を説明していた。

午後：今度はS市のJAに行く。同じくAさんは必至でJA職員に説明している。自分はつまらないその話を聞いていた。

就寝：二三時

【本日の感想】ほんとうにつまらなかった。

【治療者からの助言】面白い、面白くないという、あなたの主観的な想いは括弧に入れて、Aさんがどのように語り、それに対して職員がどのように反応（言動）したかをそれとなく観察しましょう。思いを込めて観察しようとするとかえって嫌気がさします。「それとなく」が大切で無意識的に印象に残るところは記憶にも留まります。その際に周囲の雰囲気のようなものにも充分に慣れましょう。「つまらい」と決めつけている時、あなたは、自分の思いに執われて、身体とこころが離れるばかりでしょう。

するとE男さんは「訪問先の雰囲気そのものが苦手なのです。人が忙しそうに働く姿はほんとうに嫌悪感を持ちます」と反論しました。そこで「雰囲気に慣れるとは、価値観をそこに置いておいて、以前されたようにぼーっと周りを見回すくらいのことです。自分のこころに注意を向けないようにされたらいかがでしょうか」と伝えました。E男さんは「要するに私の固定観念を捨てろということですかね。そんなこと不可能です」といわれました。そこで治療者はそれ以上は不問に徹しました。

x年x月x日　雨

起床：六時

午前：本日は近隣の農機具屋に農薬の説明に行く。

午後：同じく

就寝：二二時

【本日の感想】最近、営業の仕事がさほど苦しくなくなってきた。いかに相手を説得して商品を売るかよりも、いかに商品についてこちらが知識を持っているのかということが大切であるということが理解できるようになってきた。そのための化学薬品についての勉強も面白くなってきた。今度は不安であっても専属の人に、自分から説明させてほしいと頼んでみるつもりです。

【治療者からの助言】「気分本位」から「事実本位」に変わってきましたね。ここでの「気分本位」とはどこまでも相手の反応、評価を中心とする考え方です。「事実本位」はこちらが誠実に商品の事実をしっかり知り、それを利用者に知ってもらうことです。たとえ不安はあっても「恐怖に突入」するつもりで、自分で説明してみましょう。

5　第二期　外来森田療法（後期…八回／四か月）

「こころの外の世界」にはアジサイの花が咲いていた

x年x月x日　曇り
起床：六時
午前：再び正社員とK市のJAに行き、農薬の説明を行う。
午後：課長からの面接があり、「正規社員にならないか」といわれる。
就寝：午前〇時
【本日の感想】正社員の件で悩んでいる。自分は責任感ということがとても怖い。責任を持たねばならないということも、社会を嫌いになる要因である。けれども、仕事は面白い。不安と仕事の面白さが表裏一体のところが不思議だ。はらはらどきどきの毎日である。
【治療者からの助言】とても大切なことを書かれていますね。不安感と向上心とは表裏一体で、自分がいきいきしている時は実は、はらはらどきどきしながら行動できていることとです。現実を生きている証です。

「はらはらどきどきしながら」、目の前のしなければならない行動に没頭できる状態とはまさしく欲望を生きることであり、生命の躍動にほかなりません。

x年x月x日　雨

起床：六時

午前：本日もJA巡りである。

午後：同

就寝：二三時

【本日の感想】正社員の件は受け入れることにしました。この就職難の時代に有り難いと母親はいいますが、自分には恐怖と不安以外の何ものでもありません。正社員になると、今度は再び、会社の農園の仕事に戻るとのことですが、アルバイトの人たちへの教育を仰せつかりました。森田療法で私がやってきたような内容を少しでも、その時に生かせたらよいと思います。それから、今日、F市のJAの駐車場にアジサイの花が実に鮮やかに咲いていました。瞬間、見とれてしまいました。こんなこと初めてです。自分のこころの外に世界があることが日々実感できてきました。自分が生きているのは心の世界だけではなく「アジサイの咲いている」外の世界なんですね。先生の治療で大切なことは「自分の頭で考えて、世界を解釈したり、自分の力で不安感、恐怖感、嫌悪感を操作したりすることではなく、自分の意識しないところに働いている「何か」に任せる」ことですね。

【治療者からの助言】順調ですね。特に「自分のこころの外に世界がある」という発見は、森田のいう「事実唯真」に近い境地です。これからも、こうした、外の世界の発見について書いてきてください。「自分の力で症状をコントロールすることではなく、あなたがおっしゃる働きに任せること」がこの療法の要です。

以上のようにしてE男さんは回避的傾向性を持ちながらも社会生活に無事復帰することができるようになりました。なお、E男さんとの日記療法は最初の二週間に一度の頻度から月一回、その後三か月に一回、六か月に一回と減り、最終的には、本人が必要とする時のみということで終了しました。ただし日記をつけたり、森田療法関係の書物を読んだりする生活はずっと続いているとのことです。また、閑《ひま》な時には、森田療法の自助グループ「生活の発見の会」にも顔を出しているとのことです。

外来森田療法終了時の評価は「神経質調査票」五二点、「ＳＤＳ」三八点、「ＧＡＦ」七五点でした。

6 F子さんの事例——境界性パーソナリティ障害
「暴れることに飽きました」

「森田神経質」とは異なる重症例の事例

次に紹介する二事例は、これまで報告したものと異なり、定型森田神経質にも森田神経質非定型群にも該当しないものです。森田は「心因性」の精神疾患を分類するにあたって、神経質（神経症）を（森田）神経質とヒステリーとに分類して、前者のみを森田療法の対象と考えたことは先に述べた通りです。森田は、神経質とヒステリーについて次のように述べています。

「それでは神経質とはどんな種類の精神的傾向であるかといえば、私はそれは自己内省的（精神内向的）で、したがって理知的になるものである、というのである。これがあのヒステリーと全く相反する精神的傾向である。この内省性のために、神経質はある機会的原因によって、もしくはほとんど認められるような機会的原因なしに、ある病的感想にとらわれて容易にヒポコンドリー（心気症的）になる[11]」。

「ヒステリーは、私はこれを感情過敏性素質と名付ける。本病の各症状は、この素質の上に種々の機会的誘因が加わって発呈するものである。私はヒステリーの諸症をすべて感動ということによって説明しようと試みる。この性質は精神が外向的であって、自己内省が少しも出来ず、神経症のように理知による抑制が不能である。クレペリン氏はヒステリーを一種の精神発育不良であるといっているが、その感情過敏の状態は、ちょうど小児の感情過敏に比較することができる[12]」。

ここにも述べられているように、ヒステリーは「自己内省が出来ず、理知による抑制が不能」のゆえに森田療法の適用には向いていないとの理由からです。

最初に紹介するF子さんのケースは「境界例」とよばれているパーソナリティ障害ですが、「自己内性の乏しさ」と「理知に抑制」が困難な症状であり、森田のいうヒステリーに重なる症状を持っています。「境界例」はきわめて難治性が高い精神障害で、森田療法以外の精神療法でもその治療は困難とされているのが現状です。ただし、にもかかわらず、軽度の境界例には「併用療法」は可能であるというのが私の臨床経験から得た事実です。何をもって軽度にするかですが、一つは、面接の「場所」に患者が融合できること、二つ目が「精神交互作用」が強いことです。

1 F子さんの見立て

境界性パーソナリティ障害とは

F子さんは主治医からDSM-Ⅳ-TRの第Ⅰ軸では、「気分変調性障害」で、従来の診断では「抑うつ神経症」、第Ⅱ軸においては「境界性パーソナリティ障害」という診断で来所されました。F子さんはすでに数か所の医療機関を訪れ、そこで精神療法も受けましたが、いずれも長続きせず中断しました。さらに、F子さんは処方された薬物を大量に服薬して自殺企図を行ったことも多々ありました。今回、主治医は自殺企図をしないという条件のもとで、薬物療法と精神療法を承諾されたとのことでした（しかし、その約束は守られることはありませんでした）。

それでは、「境界性パーソナリティ障害」とはいかなる病理であるのか、簡単に説明します。「境界性パーソナリティ障害」とは、一般的には「境界例」ともよばれています。従来は精神病圏と神経症圏の境界に位置する疾患とされ、精神病的な要素がきわめて強いものであるという研究がされてきました。ところが、精神分析学の立場から、境界例を発症させる「境界パーソナリティ構造」という独特なパーソナリティの偏りが明らかにされ、「境界人格」という用語も用いられるようになりました。「境界パーソナリティ構造」の命名者であるカーンバーク（アメリカの精神分析医　一九二八～）は、その特徴を、「自我が脆弱であり、原始的な防衛機制（「分裂」を中心とした機制、たとえば「投影性同一視」など）を用いることが多く、統合された全的存在として他者を認識することができない」と分析しました。また、その原因は早期の母子関係にあると指摘しています。乳幼児にとっては母親が世界であり、その関係性が安定していないと、世界や人間に対する基本的な信頼感が持てなくなるとのことです[13]。以上の精神分析用語を日常語に直すと、「自我が脆弱であり、他者と関わる時に、自分の感情と他人のそれとの間の明確な区別ができない」と言い換えられます。たとえば、自分が怒っている時、他人が自分に怒りを向けてくると認識したり、他人を、自分にとって都合の良い面だけではなく、嫌悪すべき部分も持った全体的存在として認識することができなくなります。それは他者や世界に対する基本的信頼感が育っていないからだという解釈です。

ところで、筆者はカンバーグの説を参考にしつつ、さらに、乳幼児と母親の関係の土台となる「場所」を考えます。ここでの「場所」とは母親と乳幼児とがともに存在する生活空間も含まれると考えています。患者が安心できる「自由で保護された場所」を日々の生活のなかに発見できることが重要であると考えます。その生活環境に患者の心身が融合できて、患者の自我の安定が図られるのです。なお、森田療法家の玉井光氏は「境界人格」と「森田神経質人格」の構造の違いを以下のような図で説明しています(14)。

玉井氏は以下のように説明しています。

「神経質者にとって、症状や葛藤は自己実現に至る過程に立ち塞がる障害・関所であるのに対して、境界型人格者にとって、症状や葛藤はフィルターのように環界からの刺激を中和し、また人格を保護する役目を担っている(15)」。

つまり、森田神経質の傾向性の人の場合は、自己実現の目標としてのあるべき理想の自分と現実の自分との葛藤に苦しみ(「思想の矛盾」)、症状を発症させるが、境界例の場合には、「思想の矛盾」による症状の発症よりも、症状が現実世界から脆弱な自我を保護する防衛になっている、という意味です。

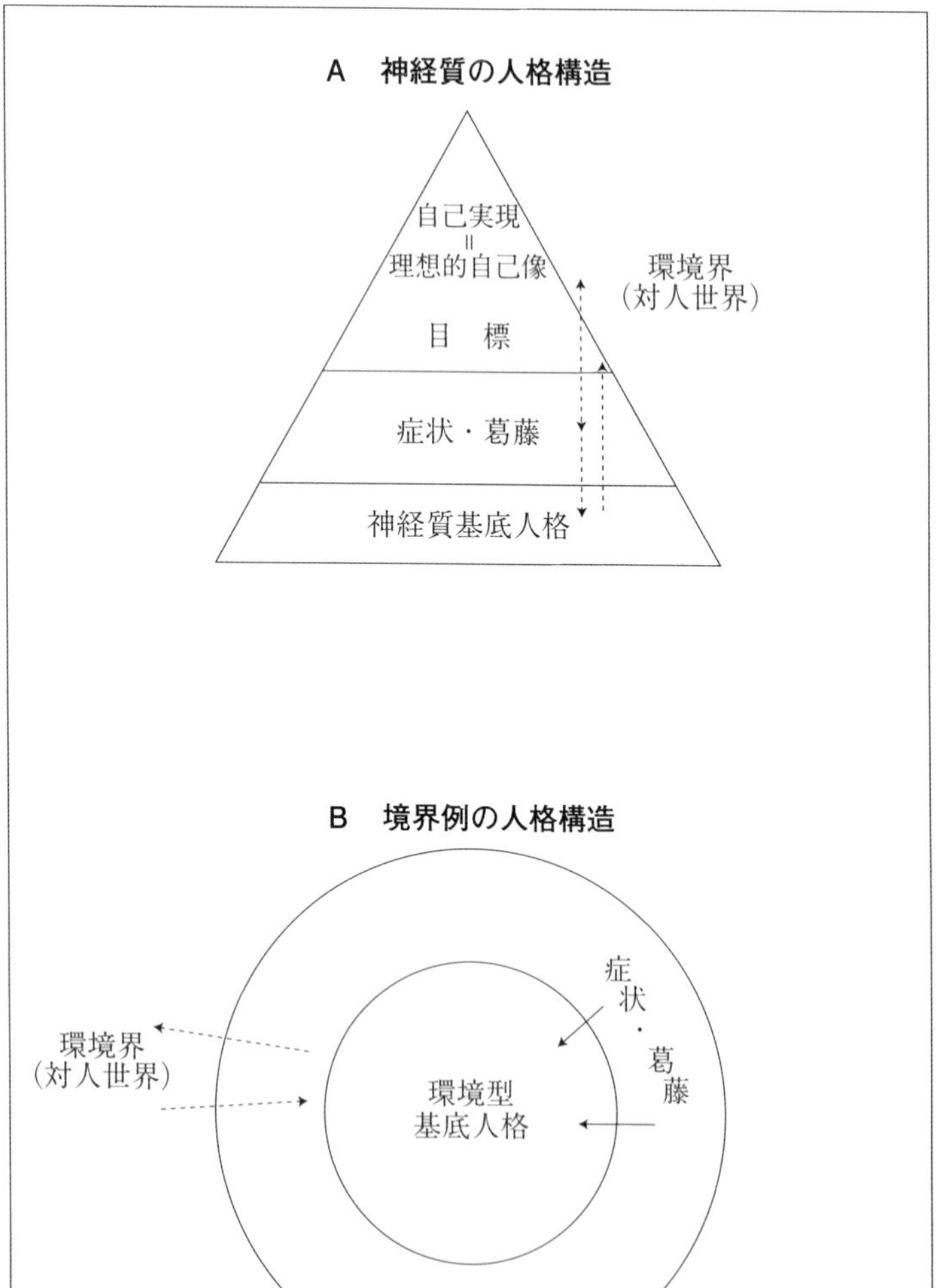
A　神経質の人格構造
自己実現
＝
理想的自己像
目　標
症状・葛藤
神経質基底人格
環境界
（対人世界）
B　境界例の人格構造
環境界
（対人世界）
症状・葛藤
環境型
基底人格

玉井光氏の図参考

筆者は玉井氏のいう環界を、さらに、「対人関係の場」「患者が日常生活で一人きりになれる生活空間」にまで広く解釈します。

以上の玉井氏の説は、境界例に接している時、体験的に納得できるものですが、筆者には、境界例にはもう一つの特徴があるという実感を、臨床体験から得ています。それはすでに岡田尊氏も注目しているように、境界例の人たちの多くが、非常に視野狭窄であるということです。これは広義には「精神交互作用」としての「執われ」と解釈することも可能です。その点で、森田療法的な治療への道が開かれているのかもしれません。

ともあれこれまで述べたようなパーソナリティを基盤にして、「境界性パーソナリティ障害」という様々な特徴ある症状が発現するものとされています。「境界性パーソナリテイ障害」についてはDSM-Ⅳ-TRでは以下のように記述されています。

対人関係、自己像、感情の不安定および著しい衝動性の広範な様式で、成人早期までに始まり、種々の状況で明らかになる。以下のうち五つ（またはそれ以上）によって示される。

① 現実に、または想像のなかで見捨てられることを避けようとする、なりふりかまわない努力

（注：基準⑤でとりあげられる自殺行為または自傷行為は含めないこと）

② 理想化とこき下ろしとの両極端を揺れ動くことによって特徴づけられる、不安定で激しい

対人関係様式

③ 同一性障害：著明で持続的な不安定な自己像または自己感

④ 自己を傷つける可能性のある衝動性で、少なくとも二つの領域にわたるもの（例：浪費、性行為、物質乱用、無謀な運転、むちゃ食い）

（注：基準⑤でとりあげられる自殺行為または自傷行為は含めないこと）

⑤ 自殺の行動、そぶり、脅し、または自傷行為の繰り返し

⑥ 顕著な気分反応性による感情不安定性（例：通常は二、三時間持続し、二、三日以上持続することは希な、エピソード的に起こる強い不快気分、いらいら、または不安）

⑦ 慢性的な空虚感

⑧ 不適切で激しい怒り、または怒りの制御の困難（例：しばしばかんしゃくを起こす、いつも怒っている、取っ組み合いの喧嘩を繰り返す）

⑨ 一過性のストレス関連性の妄想様観念または解離性症状

怒りを抑えられないF子さん

F子（無職、二六歳）さんが相談室に来所したのは、主治医の紹介によるものでした。来所には前もって、主治医から、境界例としての彼女の症状の詳しい説明と、これまで、何回も医療機関をドクターショッピングしてきたこと、そして心理療法も受けてきたが、ほとんど継続しなかったことなど

を聞かされました。今回も、本人が強く心理療法を望んでいるが、あまり、改善には期待できないことなどが告げられました。治療者は、たとえ改善に期待が持てなくても、ここでの精神療法が、Ｆ子さんの今後の人生において一つの縁になればと思い承諾しました。それは治療者に自信があるかどうかはまったく関係のないことです。ただこの相談室を訪れる患者さんに対して可能なことをするまでのことです。

相談室に来所された時、Ｆ子さんは、「同棲中の彼氏と大喧嘩をして、彼にワインのボトルをぶつけ、警察に連絡されて一時保護され大騒ぎになりました。その後嫌悪感に襲われ、自傷行為をしてしまいました」といって腕の切り傷を治療者に見せました。Ｆ子さんは数か月前まで、看護師、しかも精神科クリニックに勤務していたとのことです。そして、彼女と同じような症状の患者さんとトラブルを起こし、患者さんの前でカッターナイフで自傷行為をしたために、その医院を解雇されたとのことです。その後は激しい抑うつと空虚感の日々を送っているとのことでした。治療者は常識を逸脱した彼女の行為にあきれつつも、境界例の患者さんとの関わりは彼女が初めてではないので、それほど驚くこともありませんでした。そして、行為の後の、空虚感の激しさには多少は共感できるものがありました。その空虚感は、たとえば幼い日に両親の理解を求めて泣きわめいても、何一つ理解を得られず味わう空しさ（「生まれてこない方がよかった」）と、その時に感じる味気ない周囲の風景の感じに通じるものがあるからです。治療者はこのようなイメージが伴う感情を、境界例の患者さんに接する時にしばしば体験します。ただし、以上のような逆転移に関心を向けず、また特別な共感をあえて患者さんに表現しないように心がけています。F子さんには、ここでの精神療法が箱庭療法から始まる森田療法であることと、その構造についての説明を淡々と行い、症状の意味を特別に問うこともせず、「F子さんの要求に沿う援助になるとはかぎらないこと」「精神療法の構造の枠は壊せないがそれでもよいか。具体的には、面接日の時間を守る、面接時間帯以外に電話等はしない」といった治療上の契約を結びました。F子さんは、心理テストは以前施行されて辛かったからという理由で拒否しました。医師による「GAF」は四五点でした。

「愛」に飢えるという人生

F子さんは北陸地方の県に土建業者の次女として誕生しました。父親は土建業社の社長でしたが、暴力団関係者とも関わりがあり、談合等での取り調べを警察から何回も受けたことがあったそうです。家庭では、妻子への暴力は日常茶飯事で、母親は、父の暴力、借金、浮気、賭け事などに辟易《へきえき》しながらも、依存するように父にまとわりついていたそうです。そうしたなかでF子さんは思春期までは目立たない子として育ち、高校卒業とともに実家を離れ、東京の看護専門学校に入り、正看護師になりました。なお、姉は自宅の近くでスナックを経営しているそうです。F子さんに目立った変化が現れはじめたのは中学生になってからでした。容姿や体重を異常に気にしだし、拒食症にかかりました。幸い症状は、心療内科での治療でおさまりましたが、その後は対人恐怖やリストカットなどが始まりました。なお、リストカットの最中は意識を失っていること（これを解離という）も多々あったそうです。

境界例の特徴として、このように様々な神経症、心身症的な症状が次々に（あるいは同時に）発症してきますが、それは、先の玉井氏の説明にある、「脆弱な自我を環界から守るための防衛」であり、激しい「生の欲望」から発生する「思想の矛盾」や「精神交互作用」とは明らかに異なるものです。看護学校時代は恋愛、同棲を繰り返しましたが、必ず暴力を伴うトラブルを起こし、自殺企図などを繰り返してきたということです。卒業後は、市民病院や診療所等への転職を繰り返し、今日に至りました。

今回も事例を具体的に説明するために箱庭療法を便宜上、前期と後期に分けました。

2 第一期 箱庭療法（前期…八回／四か月）

この期のF子さんは、同棲中の男性への怒り、両親への怒りなどを中心に語りました。F子さんと恋人との濃厚な二者関係の世界が存在しているために、F子さんが治療者に怒りを向けることもなく、「瞑想箱庭療法」の治療の枠組みは守られました。やがて、面接空間を「自由で保護された場」として体験できるようになりました。

「自由で保護された場所」の体験

第一回目の面接では「彼と警察沙汰を起こした後、彼が一人暮らしを始め、ただただ寂しさと死にたい気持ちでいっぱいです。抑うつ状態も地獄のようです。薬を大量に飲むかわりにお酒を飲んでいます」といわれました。そして「何もしないと昔のことを思い出し、親の顔が浮かんできます。いつも父親を怒らせてはいけないとびくびくしていたこと、両親の前ではよい子を演じていたことなどが蘇ってきます。私がこんな状態になったのは専門学校を卒業して、最初に付き合った男性とうまくいかなくなった時からです」と語りました。治療者は彼女の話に聞き入るのではなく、半ば、瞑想しながら、箱庭を勧めました。こうした治療者の態度に対して、境界例の患者さんの多くは、さらに、激しい共感を求め、時には怒りのようなものをぶつけるのですが、F子さんにはそれが見られませんでした。おそらく彼女にとって、現在の最大の依存の対象（かけがえのない存在）が恋人だからにほかなりません。

第一回目の箱庭では、中央にガラス玉、そして右上にキューピーを抱えるロバなどを置き「目についたものを置いたら少しは落ち着きました」と説明しました。治療者には、ロバに抱えられるキューピーがあたかもF子さんに見えました。

第二回目の面接でも同じく「彼氏から連絡が少なくなると、見捨てられたと思い寂しくてたまりません。昼間からワインとビールを飲んでいますが、ここまでで何とか行動を制御しています」と語りました。治療者は再び瞑想に入りましたが、今回もF子さんは、必要以上の同情も共感も示さない治療者に対して、ほとんど関心を示さないようでした。第二回目の箱庭では、ガラス玉が無造作に置かれただけですが「きれいなビー玉をさがして夢中になりました。それから、箱庭をしているとぼーっとして自分の存在を忘れられ、寂しさを考えないで済みますね」といいました。

第五回目では「彼氏が泊まりにきてくれましたが、その日に病院（彼は作業療法士）で起こったことなどを話すので、私にはつまらなくなくとても空しくなりました。ここでも自分は見捨てられていると思いました。彼は、この寂しさ、空虚感を理解してくれないのです。けれども、たとえこの空虚感、見捨てられ感をわかってもらっても、それが消えることはないと頭ではわかるのですが、身体がいらいらしてしまい、自傷や八つ当たりをしたくなるのです。以前付き合った何人もの男性とも同じようなことで別れました。実は、八つ当たりをするといえば、父も同じことを家族にしていました。私の家族は暴力家族でした。こんな家族の歴史も消してしまいたい……」と語りました。見捨てられることへの激しい不安感、最初は全面的に依存していた対象が、少しでも、自分の予測以外の行動に出ると全面的に信用できなくなるなどは、DSM-Ⅲ-TRの境界性人格障害の症状項目に見事に一致します。その背後には、カーンバーグの理論にあるような、対象を全体的、統合的に認知できないこと、「分裂」という原始的な防衛機制が働くことが推測できるでしょう。なお、従来の洞察主体の精神療法では、「見捨てられることに対する強い怒りが出てくるのですね」「家族からも、見捨てられないように気を遣ってこられたのですね」などの解釈が投与されますが、ここでの療法ではそのような解釈はほとんど行われません。理由は、どこまでも、患者さんの内面に自然治癒力が賦活してくることのみを期待し、治療者はそのための環境の一つに徹するためです。

F子さんは、箱庭では中心に顔のようなものを作りました。ガラス玉などを並べて置き「最初は何も心に浮かばなかったのですが、砂をじっといじっていたら、幼い頃の砂遊びで顔を描いたことを思い出しました」と説明しました。

第八回目では「ここのところはあたりさわりがなく皮一枚で何とかなっています。それでも、自分の友人が病院勤めでがんばっていたり、家庭を持っていたりすることを考えると、再び、自分だけが世間から見捨てられているという寂しさに襲われます。こんな自分になったのは親や環境の責任ということで親を責め、結局は責めてもどうにもならないことがわかり焦って、今度は不安感と抑うつ感に苛《さいな》まれています。それでも飲酒はひかえています。明日から、富山の実家に帰省する予定です。帰省して、些細なことで父が切れ、私も暴れなければいいと思うのですが……」と語りました。さらに「ここでのカウンセリングはこれまで受けてきた治療とはやり方がずいぶん違うので、最初はとまどいました。これまでは先生に話を聞いてもらい、私のプライベートをわかってもらうことだけでした。けれども、わかってほしいと思えば思うほど、期待はずれであるという絶望感が強くなるのです。それに較べ、ここでは、箱庭で自分が勝手に癒されるような気がしています」といい、ようやくここでの心理療法に慣れてきたように推測されました。

箱庭では、中心にウサギを置き、周辺にそれを守るように動物たちや花などが置かれました。「中心に自分を置き、周りが私を守ってくれています。お花は嫌な感情を浄化する働きがあります」と説明しました。治療者は、Ｆ子さんが、面接の場での守りを少しずつ体験されたことによって、箱庭に中心化が見られたことがうかがわれました。それに伴って治療者は、ようやく面接場面に飾ってある花瓶の生花が瞬時鮮やかに見えるようになったり、テーブルの上に置いてあったボールペンの存在感が感じられてくるなど、身体感覚に変化があらわれました。治療者のこの転依現象によって、第一期の箱庭療法において、Ｆ子さんも治療場面で「自由で保護された場」を体験できて、自我の安定が図られるようになったことが推測されました。これは彼女が面接場面に融合できて、「間」ができてきたことを意味します。ここでは「面接場面」を「自由で保護された場所」とし体験できるまで、彼女が面接を継続できたことが重要です。

3 第一期　箱庭療法（後期…二三回／七か月）

この期にＦ子さんは、暴力的な衝動を少しずつ抑えられるようになっていきました。空虚感や抑うつとも行動化をしないで付き合えるようになり、それは、ある意味では両親への愛や、他者に「愛を乞うこと」への断念でもあったのでしょう。恋人とも距離がとれるようになり、一人の人生が始まるのです。

相反する気持ちに直面する

第九回目ではF子さんは「彼との衝突は少なくなり怒りの感情にも以前ほどには襲われなくなりました。けれども気分が落ち込み空しさ、寂しさで死にたくなります。これまでで最も空しい気持ち、寂しい気持ちが激しい。辛いです」といいました。彼女がこうした感情を行動化せずに何とか、持ちこたえられているのは、それだけ自我が安定してきた証のようにも思えましたが、まだ安心は禁物です。ともあれ、F子さんのこころに、「行動化したい欲求」と「それを押しとどめたい欲求」とが拮抗し葛藤できるようになったことがうかがわれました。F子さんはまた「帰省した時に母に、昔父から日本刀で追いつめられた時に、助けてほしかったといいました。すると、母は、「あなたがこうなったのは、私の責任でもある」と、心から謝ってくれました」といいました。そして「私の人生とは何であったのか？　自分がこれまで何を求めて生きてきたのかがわからない。生きていることは面倒です」とため息をつきつつ語りました。治療者には、ようやくF子さんが、これまで治療者に向かって訴えていた症状や内的世界についての叙述を自分自身に語るようになっていると思いました。「対自的関係」の療法が始まったようでした。箱庭では中心に猫を静かに置き、「置きたいものがあまりなく、少しだけ置きました。静かです。安心できます」と説明しました。

第一〇回目でも「相変わらず生きることが面倒です。死んだ方がいいのですが、死ぬこともできません。寂しい！　寂しい！」と涙を流しました。治療者は、自分と向き合っているF子さんに対して、一言「今が一番辛いと思います。けれども他人の力ではどうにもなりません。必ず、あなたの内側か

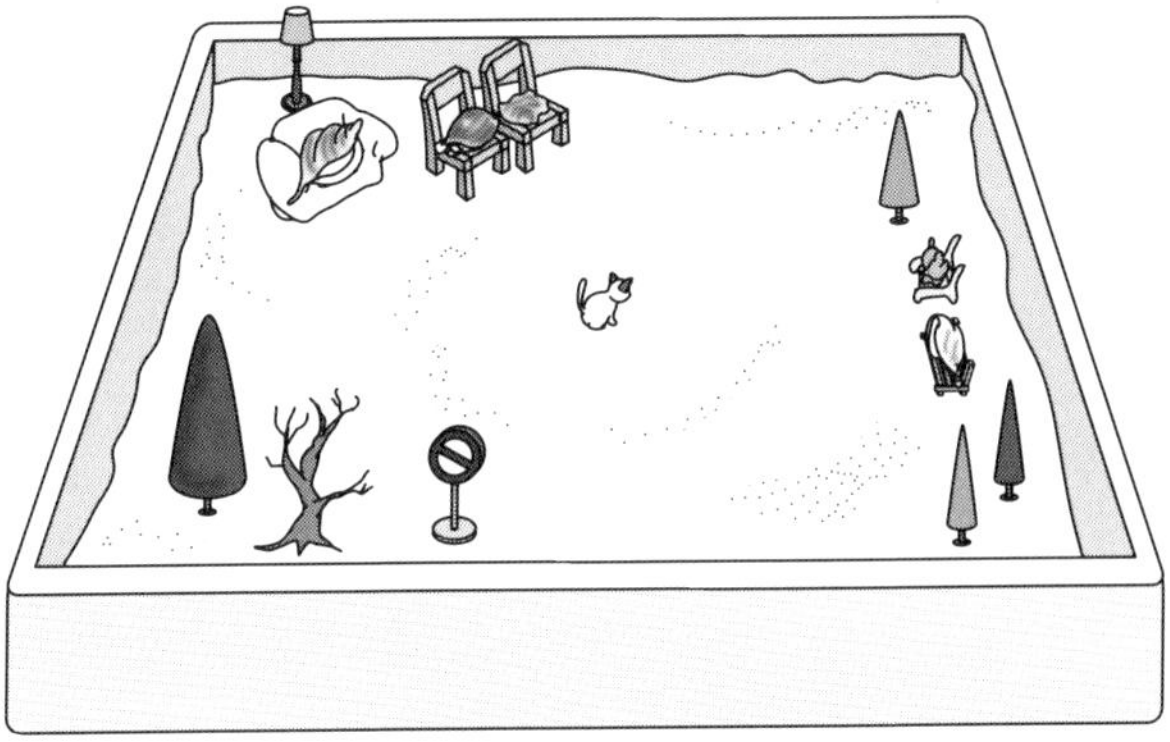

中心にネコ（第九回目）

ら変化してきます。その時まで待ちましょう」とだけ伝え、後は毎回のごとく瞑想に入りました。箱庭では自動車や家や動物たちが倒れたり、ひっくりかえったりする破壊的な表現がなされました。そして「良識や常識がすべてひっくりかえる。そんな気持ちになり、すっきりしました」と説明しました。一般的な心理療法では、ここでの破壊的な表現は治療者の一言への抵抗と怒りの表現と解釈して、それを面接場面でとりあげたりしますが、私はむしろ、F子さんの内面で自然治癒力が賦活化してきたように受け取りました。それはこれまでの自分を変えて「良くなりたい」という無意識的な「生の欲望」の現れでもあります。もちろんそれは恐怖心、不安感などと表裏一体です。彼女は相反する感情に直面しているように推測されました。

第一三回目では「彼氏が泊まりに来て、口喧嘩をしてしまいましたが、暴れることは抑えられるようになりました。別に彼に原因があるわけではないのです。自分が勝手に彼の言動にいらいらしているだけです。それでも以前よりはずいぶんいらいらの方も少なくなっています。ただ彼が帰った後、寂しさと空しさに一気に襲われ、あまりにも辛くてタバコの火で少しだけ自傷してしまいました」といいました。寂しさと空しさから解放されることは境界例の症状からは不可能なのでしょうか？　けれども、「生きることとの空虚感と寂しさ」は私たちの実存にとって本質的なことかもしれないのです。ただ私たちはそれらの誤魔化し方を身につけているにすぎないのではないでしょうか？　そういう意味では境界例の症状は「人間とは何か」という問いを「こんな人も命を生きている」という角度から私たちに突きつけてくれているようにも思います。今回の箱庭はリンゴや樹木、鯉のぼりなどを雑然と並べ「目についたものを置きました。置いていくうちに身体が自然に動いてきて楽しくなってきました」と説明しました。一方、治療者の方は、半ば催眠に近い状態のような深い瞑想に入っていけました。双方が治療の場に融合できたことが推測されました。

「愛を乞うこと」を少しずつ断念していくこと

第一五回目にF子さんは「ここのところ気分は沈んでいますが落ち着いています。ただし、寂しさと空しさは相変わらずです。私は、ほんとうは父や母から、そして誰からも優しくしてもらいたいのです。時々、記憶のないところで、彼にメールなどを打って、死にたいなどと伝えることもあるようなんです。そのくらい愛されたいのです。それでも、「絶対の愛を求めても得られない」ということは、こころのどこか深いところでわかっているのです。そんな時、空しさよりも、不思議と静かな気持ちになり落ち着くのです。ちょうど幼い子が、親にわかってもらおうと思い泣きさけぶのですが、親はわかってくれない。しだいに泣き疲れてか、とてもこころが落ち着く状態に似ています」と語りました。そして「箱庭療法は、誰も自分の寂しさをわかってくれない時、幼い時に、自分で自分を慰めるためにしていた公園での砂遊びに似ています」といいました。治療者は彼女の話を聞きながら、近代の浄土仏教系の仏教学者、曾我量深（仏教学者　一八七五～一九七一）の次のような文章を思い出しました（曾我氏のこの文章は、以前にも境界例の治療を扱った拙著（『ユング心理学と「仏教」のカウンセリング――心を癒し「本当の自分探し」を深めるために――』〈学陽書房、二〇〇一年〉）のなかで引用したことがあります）。

「我々が親さまを呼び、親さまが答える、さふではない。我々が親さまを呼ぶといふことそのことが親さまの喚び声である。我々が親さまを呼ぶといふこと、そのことの他に親さまの喚び声と言ふものはありはしない。かう考えて見ると如何にも如何にも寂しいことだと思ふのであります。呼べども、呼べども、親が答へない、焉んぞ知らん親を呼ぶところの声その声が親の喚び声であつた。さう考える時に、寂しさの底に我々は本当の有り難さを頂くことが出来るであらうと思ふのであります」（「本願の仏地」[16]より）

浄土真宗とご縁のない読者には唐突に思われるかもしれませんが、故遠藤周作氏が指摘したように、かつて（およそ昭和時代まで）浄土真宗の信仰の対象である阿弥陀如来が、一神教的な「母なる神」のように神話的かつ情緒的に信仰されていた時代がありました（現在でも一部の人々にはそのように理解がなされています）。実際に初期の親鸞の著書にもそうした表現は多く存在します。

しかし著者は、第1章で述べたように親鸞が最終的に阿弥陀如来を、「自然法爾＝自然治癒力も含まれる」のメタファーとしてそうした宗教的、神話的観念から解き放ったのだと理解しています。ここでの曾我氏の文章はそうした土俗的、神話的な弥陀信仰の表現として「親さま」という情緒的な言葉が用いられています。にもかかわらず、テキストの読み取り次第では、精神分析学一般の難解な境界例治療論よりも、より平易な心理療法の治療論として読み取ることさえ可能です。それを、一言で表現すると母なる依存対象へ「愛を乞うこと」の断念であり、その断念の結果、「一人で居られること」に耐えられるようになり、心身ともに「満たされる」ようになるという体験にほかなりません。それを曾我氏は「母を求めていることが同時に母から求められていた」という、まるで合わせ鏡のような宗教的体験として述べています。ここでは救済される対象と救済者としての母性がひとつになっているのです。ともあれそうした解釈のすべては「愛を乞うことを断念する」ことで自然治癒力が賦活することであり、またそれは他力的に心身ともに満たされていく働きそのものでもあります。

実際F子さん自身も無意識的にそのことに気づきつつあるように思われました。箱庭では寂しい家のある風景とにぎやかな街と中心の家とを結ぶ橋が置かれ、橋の上にはイルカが載せられました。「何だかよくわからないけど、二つの世界をつなぐ橋です。イルカはかわいいので置きました」と説明しました。

第一八回目では「この間の日曜日に彼と喧嘩になり、手首を切って自傷しようとしたが、急に我にかえって止めました。手首を切るようなことはほんとうに少なくなりました。この間再び帰省しました。彼氏も連れて行きました。食事の時、父が焼酎を飲んで酔っていましたので、父と何かトラブルが起こるかもしれないと思い、早目に食事をきりあげようと、母にお茶を入れました。すると突然父の顔が怒りで歪みました。その時、私も父もどうにか自分を抑えることができました。それからは父の存在や母の存在が自分のなかで小さくなってきたような気がします。」とF子さんはいいました。

箱庭では中心に滑り台と、滑り台の上にペンギン、周辺にキューピーや小人たちを乗せた船を置きました。「船の中ではみんな仲よくなってくれという願いのもとに人を乗せました。ビー玉は並ぶように滑り台から落ちました。ペンギンはこれから滑り台に挑戦します。キューピーはそうした状況をじっと見つめ見守っています」と説明しました。

第二〇回目ではF子さんは「とても落ち着いています。親と大喧嘩をしていたのが、やがて仲良くなった、という夢や、三〇メートルの津波に襲われるが、うろたえず、それをじっと少女が見守っているという不思議な夢を見ました」と語りました。そして「そろそろ、うつの方も辛くならなくなってきたので非常勤の看護の仕事を探してみたい。でも世間に出ることが不安です」ともいいました。今回、明らかにF子さんの表情が穏やかになっていることが印象的でした。いつも通りの箱庭制作に入りましたが、今回はこれまでになく治療者が眠くなり、まるで目を閉じて半睡して気持ち良く入浴しているような状態に陥りました。どのくらいの時間が経過したでしょうか。F子さんの「終わりました」という声で目が覚めましたが、その間、明らかにF子さんが箱庭制作に深く集中したことが実

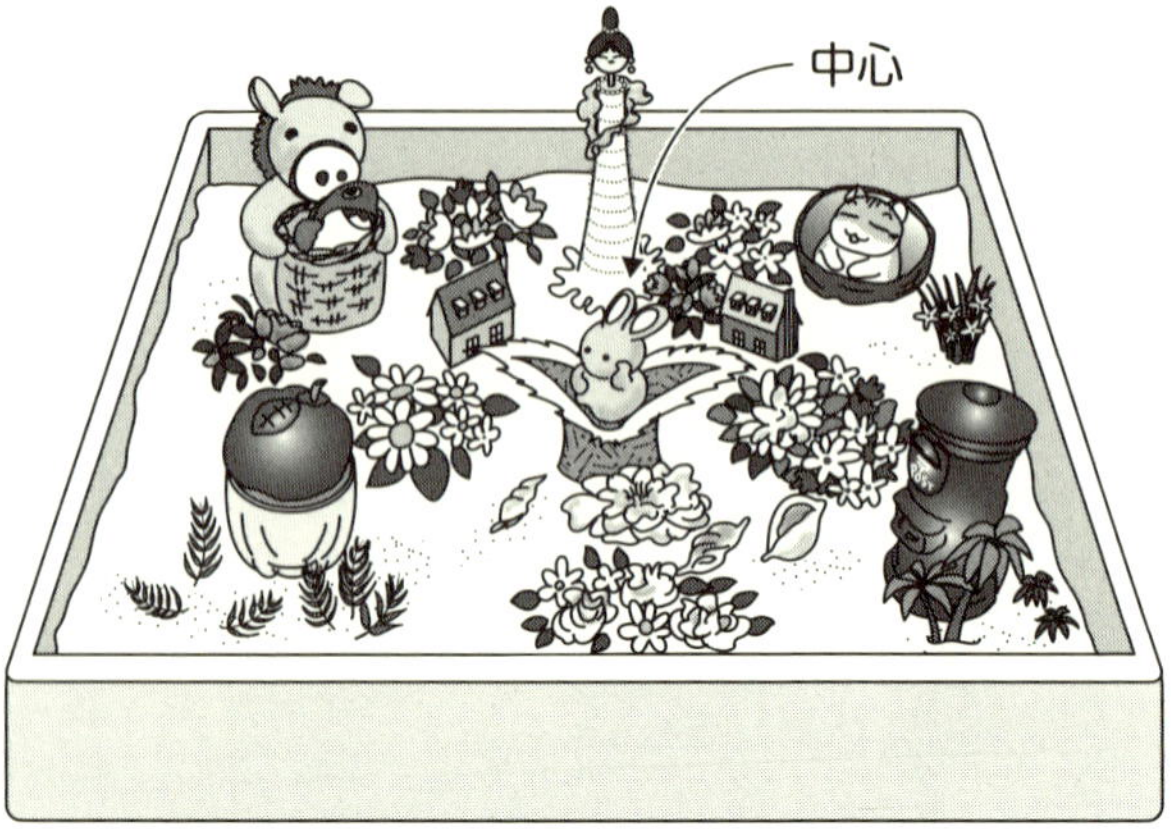

花や動物に守られたウサギ（第二二回目）

感されました。箱庭終了後は「この場所や先生の存在が自分にとって自然環境の一つのような感じですね。先生にはあまり期待しないですが、そこにただいてくれるという感じがします。この環境と自分とがつながっている感じです」といいました。箱庭では中心のウサギが、花や動物、リンゴに守られた作品が出来上がりました。F子さんは「とても安心できる世界を表現しました」といいました。F子さんの病的でない退行が砂遊びで促進され遊びの世界に集中できたように思われました。箱庭には明らかに中心化が見られ、曼荼羅状の作品になっていました。

これは箱庭療法によってF子さんの自我の成長が図られてきた証と推測されましたが、そのことは、脆弱な自我が、葛藤を体験できるまでに成長してきたからといえます。

その後、第二二回目の面接では「彼とのいざこざと、見捨てられるという不安は、かなり抑えられることができています。ただ、アルコールは量は減りましたが、まだ飲むことがあります。記憶がとぶことはほとんどありません」といい、その回の箱庭も中心の机にリンゴが置かれた「中心のある部屋」が置かれました。

第二五回目で「彼氏とはここ一か月は会わずに、私は帰省しました。父がずいぶん年老いた感じがしました。一緒にウォーキングに行きました。ほとんど何もしゃべらないのですが、周囲の春の里山の景色を眺めて歩いていたら、父とは、どこかでつながっているという不思議な気持ちになりました。それは里山の畑に咲いている菜の花の香りと鮮やかな色が、自然に視界に入ってくることで感じたことです。自分は安心していることができました。父への恐れがその時はなく、その後は自宅で何も考えずにぼーっとしています」といいました。箱庭では学校とか校庭に置かれた空き缶などが並べられ、これまでで一番寂しい感じがしました。しかし本人の方から「社会に戻ることが不安でたまりませんが、週三日の看護の仕事をすることが決まった」ことや、「彼としばらく距離をとりたい」などの報告を聞き、治療者は一応、箱庭療法を終え、外来森田療法へ切り替えることを伝えました。前回からの彼女の不安感は明らかに、玉井氏がいうところの、環界への防衛としての不安というよりも、「生の欲望」の賦活と「社会に復帰しなければならない」という「精神交互作用」によるものであり、神経症的な不安によるものと推測されました。箱庭療法で、言葉を超えた共時、共感的な関係が治療場面で成立し、境界例的な脆弱な自我から、ある程度の葛藤を体験できる、神経症な自我への成長が図られたことが推測されました。もちろん、境界例が根本的に治癒されたわけではありませんが、F子さんのパーソナリティの陶冶が図られたことは事実と考えられます。ここでの「ＧＡＦ」の評価は六〇点にあがりました。

4 第二期　外来森田療法（前期…一二回／六か月）

この期では、規則正しい日常生活への指導、対人関係において発症する否定的感情との付き合い方、それは感情と行動とを区別することであり「気分本位」の生活から「事実本位」の生活へ切り替えるための助言を行いました。さらに行動を通しての五感への開放等の助言を行いました。特に行動を通しての五感の解放は、感情に対する「精神交互作用」を破壊していくものと推測されました。ここでの「ＧＡＦ」は六〇点でした。

対人関係にまつわる感情よりも身体感覚を大切に！

ｘ年ｘ月ｘ日　晴れ
起床：七時

午前：本日から、外科クリニックの看護師として週三日の勤務が始まった。仕事自体はきつくはないが、年配の事務の女性が厳しい感じがする。
午後：院長から、カルテの件で注意を受けた。私が書いたカルテの文字が読みにくいとのことである。今までもこのような字で誰からも文句をいわれたことがないので不快であった。怒りが出てきたが我慢した。
就寝：午前二時
【本日の感想】やはり、どこの職場でも同じであるが、自分とは性の合いそうもない人たちがいる。この地域の患者さんも、がらが悪い。
【治療者からの助言】まず、たとえ眠れなくても就寝の時間を早めたらいかがでしょうか。その方が昼間の時間は気持ちが良いと思います。職場では、様々な感情に苦しめられる人間関係よりもまず、環境に慣れていきましょう。職場の空気、部屋の空間の様子、仕事の流れ、窓から見える風景などに関心を向けていきましょう。そこでのびのびと身体を動きやすくできるようになればいいですね。相手に対して否定的感情が出てきても、行動では、社会人としての礼儀は守れるはずです。感情と行動とを切り離しましょう。

以上の助言はF子さんに日常生活のルーティンの確立と環境（場所）に融合していくための身体感

覚（五感に敏感になること）を育てるためのものであり、彼女が、感情に執われる以前に身体の自由な動きを作るための指示です。

x年x月x日　曇り
起床：一〇時
午前：本日は非出勤日である。午前中はぐたぐたしていた、彼氏に電話しようとしたが勤務中ということに気づき、自分だけが見捨てられているような寂しさを味わう。ビールを一缶だけ飲む。
午後：買い物に街に行く。それだけで疲れてしまった。飲食店で簡単な食事を済ませると、抑うつ感と寂しさが激しくなり、帰宅後彼に電話をする。
就寝：二三時
【本日の感想】一人で生活している時の方が働いている時よりも寂しかったり、空しさに襲われる。もう少し、出勤日を増やそうか？
【治療者からの助言】一人で生活している時は、充分な休養をし、その後は、外界の自然に触れて、自然を観察するようにしましょう。植物を育てるようなことはいかがですか？　お酒の量は缶ビール一本くらいで我慢しましょう。

今回も治療者はF子さんが、身体を通して対人関係よりも外界の自然へ感覚を開くような助言を行いました。これは前回の助言同様に対人関係の濃淡のみを世界のすべてと感じている状態といっていいでしょう。境界例の患者さんに対して、価値観を伴わない身体感覚である五感が存在していること、五感を開かせる「場」が存在していることへの示唆です。

治療者からの助言を守るかのように、これ以降F子さんは散歩や自然観察、ベランダでの簡単なトマト栽培を始めました。

5　第二期　外来森田療法（後期…一一回／六か月）

この時期、F子さんは週五日間の勤務を行うようになりました。仕事上のミスを院長に指摘されましたが怒りよりも恐怖、不安を覚えるようになりました。治療者は以上の不安などを神経症水準のものと考え「精神交互作用」の指摘を行い、人間関係よりも、仕事への集中を促すとともに「生の欲望」の賦活化を大切にするような助言も行いました。結果として、F子さんは新たに保健師の資格取得のため努力を始めました。

x年x月x日　雨
起床：六時
午前：一〇名の患者さんに湿布などを行う。
午後：二〇名の患者さんに、湿布、レントゲンの準備、縫合手術の援護などを行う。
就寝：二二時
【本日の感想】院長が私ともう一人の看護師に対して、自分のミスを認めず、まるでヤクザか土建屋の親分のような大声でどなる。以前の父を思い出し、とても怖くなったりする。怒りも出てくる。さらに、不快な表情を見せると「外科は切った張ったの世界だ。寸分を争うのだ」ともっともらしいことをいわれた。
【治療者からの助言】あなたに怒りが出たり、不安に思うのは、まったく自然なことです。お父さまのことを思い出されるのも自然です。様々な感情をそこに置いて、不安のままに仕事に向かいましょう。

すると、F子さんは「嫌な感じのままでも、とにかく仕事に向かえば、それなりに「やる気」は出てきますね」といいました。

ｘ年ｘ月ｘ日　曇り

起床：六時

午前：患者さんへの縫合の援助。湿布など三〇名をこなす。

午後：同じく四〇名をこなす。

【本日の感想】本日初めて、院長から「だいぶ仕事にも慣れてよくやってくれている」と感謝された。最近、保健師になるための講習などに行き、彼氏と会う機会がめっきり減ったが寂しくなくなった。特に、一日の仕事を終え夜ベッドに入る時「再び、空しさに襲われることはまったく変わらない。これは死ぬまで続くかもしれない。それにもかかわらず、そんな自分であっても、それはそれでしかたなく、そのままにしておけるようにはなってきました。日記を書いている今もアルコールに手を出したくなるが、明日の仕事のために控えることができている。

【治療者からの助言】そのままにしておけばいいのですね。もちろんそうならない時があっても。それから、現在の新しい課題に挑戦する意欲こそ大切にしましょう。

ここでは彼女の「空しさ」に触れることはあえてしませんでした。これも執われることへ関心を向けさせないためです。

とにかくF子さんは、外来森田療法を通して、日々の生活のなかで葛藤を体験できるようになったとともに、それを抱える働き（自然治癒力）を信じられるようになってきたことは事実です。

その後、F子さんは仕事と勉強が多忙になったことを理由に来所されなくなりました。クリニックでの投薬も自ら止められたそうです。この段階でF子さんの境界例の症状が充分寛解したとはいえないですが、彼女のパーソナリティはある程度陶冶されたことは確実のようです。最後に来所された日に「もう暴れることに飽きました」と日記に書かれていたことが印象的でした。最後の「GAF」は七〇点とのことでした。

7 G子さんの事例―解離性障害（多重人格）「こころの友達はもういらない」

次に紹介するケースは典型的なヒステリーの症状です。先にヒステリーの病態について森田の説明を紹介しましたが、ヒステリーは現代の精神病理学では、森田在世の時よりもさらに詳しく研究されています。

1 G子さんの見立て

ヒステリーと解離性障害

現在ではヒステリーは転換型ヒステリーと解離型ヒステリーに分類され、前者は「転換性障害」、後者は「解離性障害」とよばれています。転換性障害あるいは解離性では、①過去の記憶、②自己同一性意識、直接感意識、③身体運動のコントロールなどの間の統合が部分的あるいは完全に失われるものです。すなわち、健常者では、どのような記憶を思い出すか、どのような運動を行うかは意識的にコントロールできるが、解離性障害では意識的で選択的なコントロールを行う能力が障害されているといわれます。これは、本人がそうと気がつかないで、最近の外傷的出来事やストレスの多い出来事を健忘したり（解離性健忘）することを指します。不快を伴う感情が起こった時にそれから逃れるために自分の現在所属している場所から離れて一時的に行方不明になり、その間の記憶をなくしたり（解離性遁走〈フーグ〉）、同じく、不快な感情や外傷的な出来事に関わると、二つ以上の別個の人格が同一個人にはっきりと存在して、人格が入れ代わる場合もあります（多重人格障害）。そのほか、神、霊魂など本人がその存在を信ずる対象に人格が憑依されたりします（トランスおよび憑依障害）。さらに、自分が身体や精神から遊離して外部の存在者のように感じる（離人症性障害）、身体疾患が存在しないにもかかわらず身体の一部（手足）の感覚がなくなったり震えたりすることがあります。身体的疾患が存在しないにもかかわらず、そう頑《かたく》なに信じ、抑うつ、不安症状を呈することも希ではありません。[17]

以上のようなヒステリー症状は、誰にも生物学的に備わっている原始的な欲動の反応様式に従った反応であり、それを発症させる人格特徴としては未成熟、小児的といわれています。[18]これまで述べたような原始的な段階に退行することで内的な不安を解消することを目論《もくろ》むもの（心的防衛）とされています。このような見解は精神分析学的な病理学からの解釈で理解しやすいものです。森田療法では、外界からの刺激に対する反応への「精神交互作用」を問題にしますが、ヒステリーの場合には、自らが内省し、自分の否定的感情と葛藤できず、解離に逃れるところから、葛藤に向き合い、それからの対処に執われ苦しむという「精神交互作用」の成立が困難であるということでしょう。森田はこれを精神の未熟性と考えました。

以上のようなヒステリーの症状の一部は、先の「境界例」の事例にも多くみられるものです。

G子さんが医療機関から紹介されて来所されたのは中学二年生（一三歳）の時でした。G子さんにはサービス業に従事する両親のほかに三歳年下の妹がいました。

二年生の六月の頃から、抑うつ状態とともに、学業が理解できなくなり夏休みまでがんばったものの、九月から不登校の日々が増えているとのことでした。G子さんに症状が発症した当時は両親の間に、父と従業員との不倫から、離婚問題が本格化していた時期でした。そして治療が始まるとともに完全な不登校の状態になりました。症状は、白い人、黒い人、神さまなど他人には見えないものが見えたり、些細なことで母親に暴力を振るうが、暴力を振るっている時の記憶はまったくないなどでした。部屋はゴミの山で、着替えもせずに、平気でいるとのことでした。最初、受診した精神科では、統合失調症ということで強い抗精神病薬が処方されましたが効果がなく、筆者と連携している精神科クリニックに転院しました。そこでは、主治医がG子さんの幻覚症状についてていねいに質問し、それらが彼女の人格の一部として表現されたもので解離によるものであること、そして、記憶がとんでいる間に激しい感情表出をしてしまうことなどから、「解離性同一性障害」であると診断されました。解離性同一性障害とはＤＳＭ-Ⅳ-ＴＲでは解離性障害の項目に該当し、以下のような症状を呈するものとされます。

Ａ　二つまたはそれ以上の、はっきりと他と区別される同一性またはパーソナリティの状態の存在（そのおのおのは、環境および自己について知覚し、かわりに思考する比較的持続する独自の様式を持っている）。

Ｂ　これらの同一性またはパーソナリティの状態の少なくとも二つが反復的な患者の行動を制御する。

Ｃ　重要な個人情報の想起が不能であり、それは普通の物忘れでは説明できないほど強い。

Ｄ　この障害は、物質（例：アルコール中毒時のブラックアウトまたは混乱した行動）または一般的には身体疾患（例：複雑部分発作）の生理学的作用によるものではない（子どもの場合、その症状は、想像上の遊び仲間またはほかの空想的遊びに由来するものではない）。

Ａ、Ｂは本人のなかに別の人格が同時に存在することをいわんとしています。Ｃについては、記憶の障害を意味しています。

筆者は以上の「解離性障害」の患者さんには「箱庭療法」の適応がすこぶる良いことを臨床経験から理解しています。理由は、「解離性障害」でかつ、想像力のある患者の場合には、箱庭制作を通して、様々な内的葛藤をイメージとして表現することで、統合されていない感情が次第に意識上に統合されていくことが可能になるからです。心理療法導入期の主事医による「ＧＡＦ」の評価は五〇点でした。心理テストはあまり乗り気ではないので止めました。

2　第一期　箱庭療法（前期…一一回／六か月）

この期でG子さんは、治療場面を「自由で保護された場所」として体験できるようになりました。背景にはこれまでの事例同様に治療者の非操作的態度があり、箱庭制作中における瞑想という非侵襲的な方法が考えられます。その結果としてG子さんは、箱庭に「自分が面接空間にあたかも守られている」ということを象徴するような「もうひとつの世界」と本人自身が名づけた箱庭作品を置くことができました。

箱庭に表現された「もうひとつの世界」

G子さんが最初に来所された時は、母親と同伴でした。その後も、外来森田療法が始まるまで母親がG子さんを連れてくることが継続されました。G子さんの表情は能面に近いものでしたが、どこか、水木しげる先生の描く漫画に登場するネコ娘のような可憐さが印象的でした。そして、この年齢の少女には見られないほど言語表現能力が発達していることに、その後の面接で驚かされました。

初回の面接では「気力が全然出ないまま学校に行っているんですが、休み時間などとても寂しくなり、また友達の席の近くに行って気を使わなければならないことはとても辛いです。それから、心の友達の声が時々聞こえます。周りに人がいる時には、心の中でおしゃべりをして、いなくなるとほんとうに声を出しておしゃべりをします。心の友達が現れるようになったのは小学校二、三年頃のことです。家では毎日のようにお父さんとお母さんが大声でどなりあい、殴り合いの喧嘩ばかりをしていました。お母さんは、ぼこぼこにされ、鼻の骨は折られ、顔にはあざができてしまいました。私はこんな両親のことなど信用していません。心の友達は神さまという名前の人と、高校生のお姉さんなど三人から六人くらいいて、よく話をします。……それから私、時々記憶がなくなる時があるのです。昨日のことも思い出せないことが多いのです」といいました。私は虐待の可能性などいろいろと推測しましたが、それ以上にG子さんの話を聞いていると、まるで魔法にかけられたように眠くなることが印象的でした。

瞑想箱庭療法について説明して、早速、箱庭制作に入ってもらいました。箱庭では白雪姫や小人たちを置き「これは子どもの国です。この人は美しい女性の神様です」と説明しました。

第六回目の面接でG子さんは「ゴールデンウィークに家族でハワイに旅行しました。家族で行くのは最後だということです。その時お父さんは私と弟が朝早く起きてテレビを見ていたというんですけど、どうしても起きていた記憶がないのです。旅行が終わったあとは、神さまとお話をして、今度飼う犬の名前について相談しています」と語り、箱庭のアイテムの「リカちゃん人形」を眺め、「今人形を見ていると、小さい頃、人形を床にたたきつけたり、ストーブで焦がしたりずいぶんひどいこと

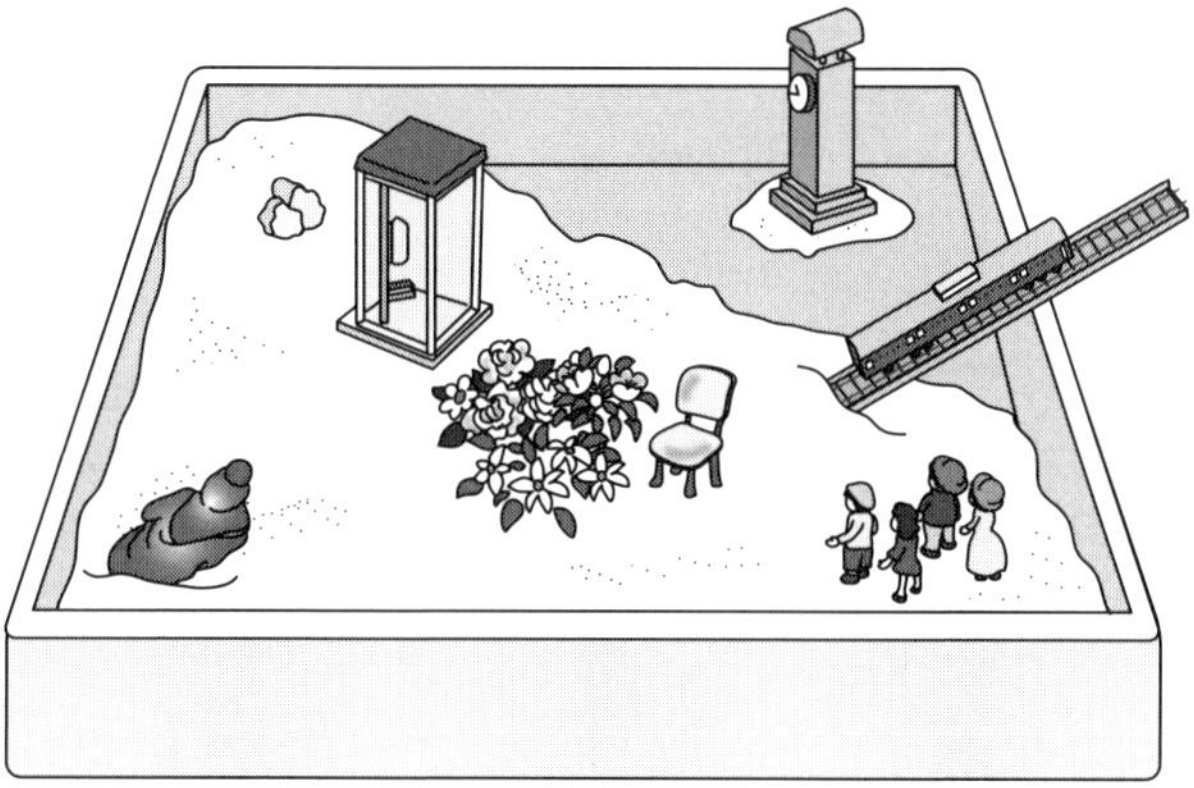

時間の止まった世界に着いた電車（第一一回目）

をしたことを思い出します」といいました。なお、この日、母親から治療者に電話があり、「部屋の中で一人二役になって気味の悪い声で話をしていることが多くなった」という連絡がありました。治療者にはG子さんの解離症状の悪化と、幼い日の思い出の内容から、虐待の体験があったのではないか、と再び推測されました。そして治療者にも自身の過去の辛い体験が想起されてきました。それでも、そのような逆転移感情に注意を向けず、G子さんの心の世界に踏みこむことはしませんでした。それよりもG子さん自身の体験している世界を「あるがまま」に見ていました。今回の箱庭では小鳥を手に持った少年が柵の向こうのもう一つの世界に向かう場面と柵の周辺に黒いギャングのアイテムを数体置きました。「この男の子が私で、この男たちはこの鳥を狙っています。あちらの世界に行きたいのですがどうしても行けないのです。少年は二つの世界の狭間でとても苦しいのです」と葛藤を説明しました。

第一一回目では「犬が来て、とても楽しい毎日です。気分の落ち込みがなくなってきました。以前に比べるとたしかに安定しています」といいました。箱庭では箱庭の縁に電車のアイテムを置き、なかには樹木に囲まれた時計台と電話ボックスを置きました。「この電車は時間の止まった世界に着きました。この世界に一時留まり、ここから未来に向かって電話することができます。この時計台は私に無意味な時を消耗することを教えてくれています。次から次へいろいろなイメージが出てきて楽しいです」と説明しました。治療者はG子さんの自分の内面を表現する言語能力とシンボルを掴む力の高さに驚かされるとともに治療者には箱庭の作品から、G子さん自身に「守られている世界」が体験できてきたことが推測されました。それは「自由で保護された場」としての治療空間を意味します。またここでの「場」とは、G子さんが無心で砂遊びをしながら、自由な創造性が自然に発生していく「場」でもあります。その間、箱庭制作中は治療者の方はあたかも観葉植物がそこに存在するように静かに瞑想しました。

3 第一期 箱庭療法（中期…九回／五か月）

この時期G子さんは、過去の虐待にまつわる記憶を想起して、両親やペットの犬に対して、怒りや暴力を表現します。その結果、激しい「うつ」に襲われますが、解離症状は沈静化していきます。箱庭には中心化が表現され、再び「守られていること」を象徴する作品が登場します。

トラウマの想起

第一二回目ではG子さんは「この間母とぶつかり、殴ってしまいました。父に殴られましたが包丁を台所から取り出そうとした時、「いい加減にしろ」という神さまの声が聞こえ、怒ることを止めました。母は私が衛星放送ばかりみているということで、放送を止めようとしたので怒りが出てきたのです」といいました。治療者はこうした重大なG子さんのエピソードにもほとんど動揺することなく、治療の初期の段階から、頷きつつ共感的な不問に徹しました。そうした態度に治療者が徹すれば徹するほどG子さんの内面では大きな変化が起きているようでした。箱庭では山を作り近くに鯉のぼりと少女のアイテムを置きました。そして「この「鯉のぼり」は願い事をかなえてくれるものです。けれども、この女の子は「鯉のぼり」に願いを訴えてもなかなか伝わらない。願い事の内容は戦争で殺された人たちを生き返らせようというものです」と説明しました。

第一三回目ではG子さんは「私が絵画教室に行っている時、母が勝手に犬の世話を始めてしまいました。そのことで犬が母や弟になついてしまい、そんな犬が憎くなりました。犬を床にたたきつけたら、今度は犬に噛まれてしまいました」。「殺したいほど犬が憎くなり、一体誰が犬の面倒をみるのかということで揉めてしまい、そのことから、以前、ウサギを勝手に手なづけてしまった父のことと、父から振るわれた暴力の数々が蘇ってきてしまいました。たとえば、些細なこと（父の自動車のキーを持って弟と遊んだくらいで）殴られ、それに反抗すると、蹴りを入れられたり、髪の毛をつかんで部屋中引きずりまわされたりしました。妹はすぐに謝り、ビンタくらいで済んだんですけど私は謝ることができず、殴られどおしでした」。「母も以前、父から鼻の骨を折られ救急車で運ばれたこともあり、私はその時母のことを全然助けられずに、その場で気絶してしまいました。そうした思い出が次から次へと蘇ってくるのです」。「今回その時のすさまじい場面が蘇り、怒りが出てきて、父や母を包丁でずたずたに刺し、自分も刺して死んでしまおうとするイメージが出てきたのです。そうしたらまた神さまから「そういうことは絶対にしてはいけない」という声が聞こえてくるのです」といって泣き出しました。そして「犬は何もしていないのにどうしても犬が憎くなってしまうのです」といいました。その時、G子さんは治療者にこうしたエピソードを語ることよりも（先に説明した通り、ヒステリー性格の人は他人の気をひくために多分に演技的になることが多いといわれていますが）明らかに自分自身に語っているようでした。箱庭では砂に穴をほり、牛のアイテムを穴に入れ「これは蟻地獄です。人間がこのように動物に変えられてしまうのです」と説明しました。今回も治療者には自身の過去の傷つきがイメージとともに浮かんできましたが、呼吸を整えることで瞑想が深まるとそれらは自然に流れていきました。

「愛」と「憎しみ」との葛藤

第一五回目ではG子さんは「今度はS県に住んでいる叔母が、私が学校に行かないことを説教するのです。母がそうさせたようなので、母に暴力を振るってしまいました。さらに、母から「あなたは犬のお母さんなので餌をしっかりやれ」といわれたことにも腹がたち、犬が再び憎くなり、犬を殴る蹴るしてしまいました（ここでG子さんは再び泣き出す）。どうしても感情のコントロールができないのです。犬のことを私は好きなんですが、好きであればあるほど、犬が自分に見えてきてしまい、父から振るわれた暴力の数々が思い出され、父が私にしたことと同じことを犬にしてしまうのです。いつ犬を殺してしまうか怖くて怖くてたまりません。かわいければかわいいほど憎くなるのです。心の神さまはそんな私に対して、「お前の得意な分野は絵を描くことだからそれだけに、注意を向けなさい」といってくれます。絵画教室には今までどおり通っています。それから心の友達のことなのですが、夜寝る時に心の友達数人とおしゃべりをしています。小学生の時初めてみえて、やがておしゃべりができるようになったのですが、最近では、神さま以外はあまり出てこなくなりました」と語りました。今回も以上のようなG子さんの語りを、G子さん自身の独白のように聞き流しました。ついで箱庭療法に入りましたが、今回も治療者は激しい眠気に襲われました。この眠気は普段の瞑想中のものと異なり、意識がなくなるような感じでした。G子さんの解離症状になんらかの影響を受けていると推測しました。箱庭では城と椅子に座るピエロ、それに犬のアイテムを対面させて「この少年（ピエロ）は、お城のなかの博士から創り出された人造人間です。博士はやがて少年のことを放り出して、少年は動物たちの相談相手になりました」と説明しました。

第一八回目では、G子さんは非常に元気がなく、パジャマ姿で来ました。そして「ここのところほ

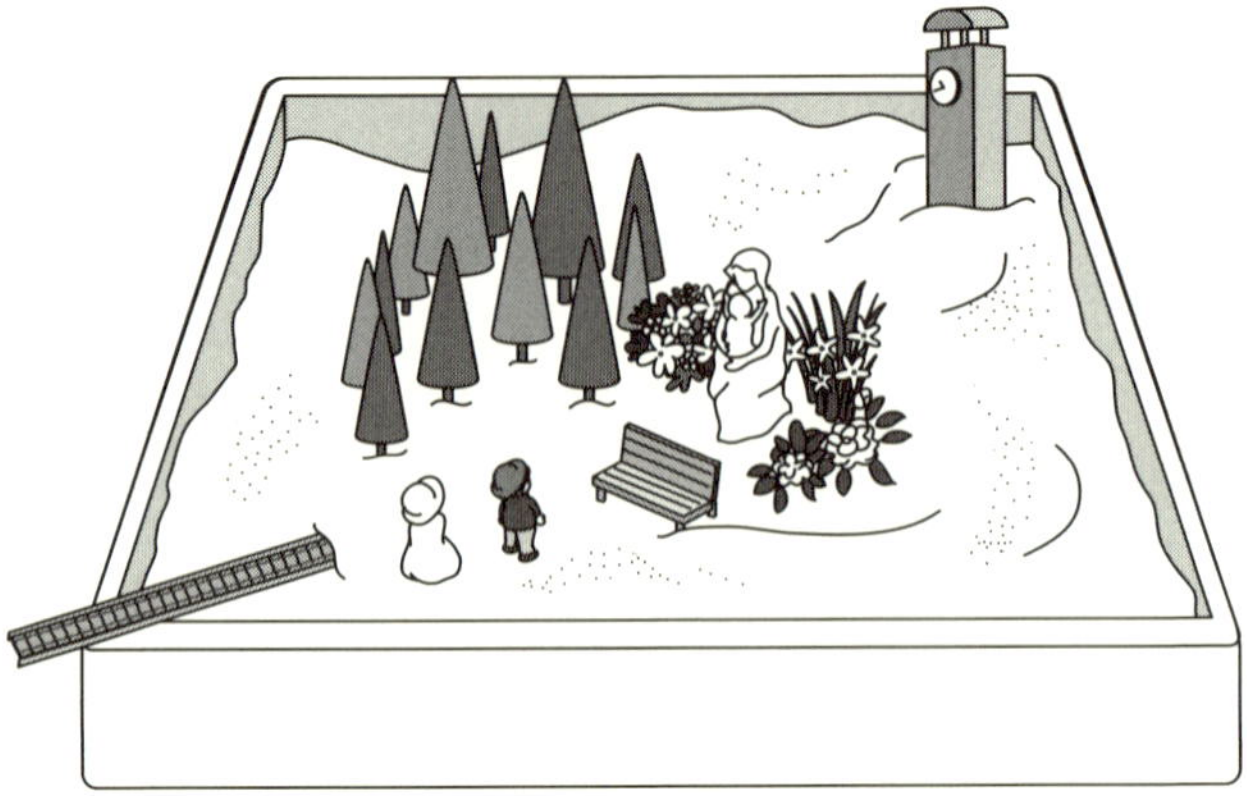

花とマリア像が中心にある箱庭（第二〇回）

んとうに元気が出ない毎日です。中学の先生から文化際のポスターを頼まれたのですが、気力が出ない。憂鬱でうまく描けないのです」といいました。箱庭では、初めて何も置かず「これは何もない無の世界です」と説明しました。G子さんの抑うつ状態は、先にも説明した、自分の暴力行為に対する罪悪感に直面した結果とも推測されます。

第二〇回目ではG子さんは「気力が出ないことは相変わらずですが、それでもポスターにとりかかっています。どうしても空がうまく描けないのです。すると神さまが出てきて「人からどう評価されようと好きなように描きなさい。空はあなたが思っているよりも深いのだから」といってくれました。そうしたら、母が「あなたが、神さまのような口調で自分に話している」というのですが記憶はありません」と語り、箱庭では中心に花とマリア像のアイテム、その近くに二人の子どものアイテムを置き「この二人はこの世界にやってきた人々です。向こうから逃げてきました。ここでは、風、空気、花、水となりたいものになれるのです。時間は何時間でも遊べるのですけど、帰る時には、来た時間に戻れるのです。箱庭をしている今のこころの状態です」と説明しました。

治療者は瞑想中に、ほとんど催眠に近い状態になるほど心地よくなりました。

箱庭作品からはG子さんが再び治療空間を「自由で保護された場所」として体験していることが確認できるとともに箱庭に中心化が成立した印象を持つことができました。

夏休みの一か月の間に、G子さんのお父さんに来所していただき、暴力、虐待の件について事実を確認しました。父親はそうした行為を認め「反省しています。夫婦関係のことで、子どもを巻き込んでしまいました。私たちの問題は二人で解決しなければならなかったのです。現在では子どもたちを巻き込むことはしないようにしています。本人には謝りましたが、充分に伝わらないようです」とのことでした。それに対して、治療者が夫婦関係等についてこれ以上は深く立ち入ることはしませんでしたが、現在のG子さんの症状について説明するとともに、彼女の奇異な言動等についての理解を求めました。

4 第一期 箱庭療法（後期…八回／四か月）

さよなら「こころの友達」

G子さんの暴力行為も終息するとともに、解離症状も回復していきます。G子さんは、心の中に「もう一つの家族」が必要であったほどの孤独や寂しさを、自分自身に語るように表現されます。気分の落ち込みも回復して、箱庭には再度中心化が表現されます。登校も可能になりました。

第二三回目では、「最近、記憶がとぶことが少なくなりましたが、代わりに、強烈な頭痛がしてきます。小学生の頃の部活で虐《いじ》められたことなど、次から次へと嫌なことが思い出されてきます。今、この場でも頭が痛いです」と今回は自分自身よりも私に訴えるようにいいました。治療者の方でも、G子さんの痛みに同調するかのように、多少の頭痛がしましたが、あえてそれに執われずにそのままにしておきました。箱庭では、燭台を持った少年のアイテムと砂を指で波のようになぞりました。そして「この人のこころの波を表しています。海の波です」と治療者に説明しました。

第二五回目でG子さんは「落ち込むことも少なくなり、学校には午前中だけでも登校できるようになりました。頭痛は相変わらずですが最近は切れることが少なくなりました。それから夢でお化けが出てきたのですが、怖いので、部屋を明るくしてテレビをつけたら、なんと、ドアから夢のなかのお化けのようなものが「さようなら、さようなら」といって外に出て行ってしまったのです。私はその

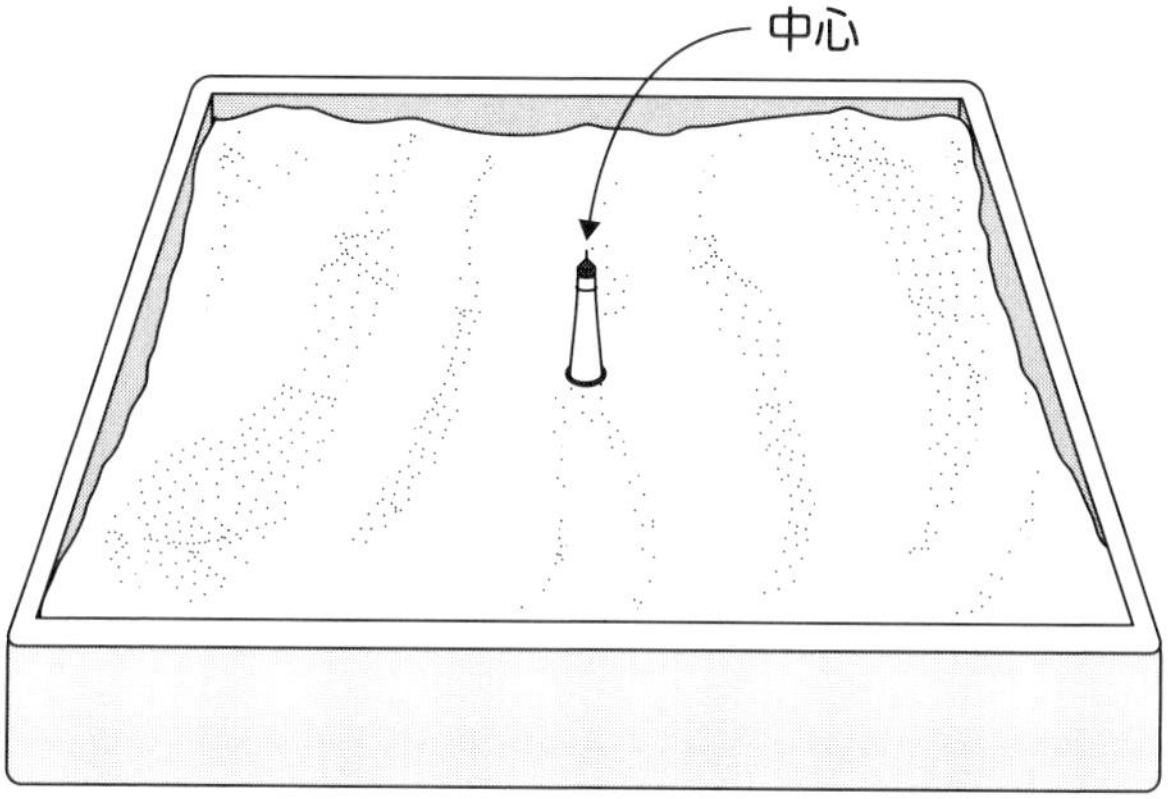

雲の上のお城（第二五回目）

時たしかに、こころの友達が、自分のこころの世界から外の世界に出て行ってしまったと思いました。それからはこころの友達はもう出てこなくなりました。神さまも出てきてくれません」といいました。そして箱庭では中心に小さな灯台のようなものを置き「これは雲の上のお城です。私だけのお城です。最初、大きなお城にしようと思ったのですが、小さい方が私にふさわしいので置きました。先生、先ほど、何となく思ったのですが、神さまや心の友達が消えたのは、こころの支えが私のなかに自然にできてきたからのようなのです。この中心のお城は、そのこころの支えと関係がありそうなのです」と説明しました。箱庭に表現された城は見方によれば中心化の表現でもありますが、多重人格というかたちをとらない統合された新しい自我の誕生を意味するものであるという印象を後になって持ちました。それよりも驚いたことは、G子さんが中学生（思春期）の段階で自分のこころの変容を、箱庭表現や言語的表現を通してこれだけ、明確に説明できたことです。ここでもG子さんの表現力の豊かさには感動せざるをえませんでした。

第二八回目（最終回）でG子さんは「最近は犬にあたったり、両親と喧嘩することが少なくなりました。記憶がとぶことはほとんどありません。頭痛は多少はありますが以前ほどではなくなりました。代わりに、これまであまり感じたことのない物悲しい気持ちに襲われます。一人になっているという寂しさです。そんな時、犬が妹のように思えるのです。目で訴えかけてくるのですよ。学校には一日いられるようになりました（先日、本人と両親からの希望で中学三年生からの復学に決定する）。新しいクラスで、さらに自分は一年以上遅れているので周囲にとけ込めなくて不安です」と目頭を赤くして、自分自身に語るように話しました。そこには何ら演技的なものは感じられませんでした。治療者は深い眠りのような瞑想に入ることができました。箱庭では、G子さんが掌に砂をかける音が響いてきました。そしてレールが一本だけ置かれました。「戦争が終わった後、一つの国が滅びました。その後の場所が始まりの街になります。その街がこれから誕生しようとしています」と説明しました。学校への復学を契機にG子さんの箱庭療法は終わりました。

治療者が箱庭療法期全体を振り返ってみると、「自由で保護された場」が確保されたことで、G子さんは、これまで日常生活で抑圧してきた、これまで想起できなかった過去の虐待をめぐる記憶やそれに関する否定的感情を、面接室および日常生活で表現できるようになったことが推測されます。特に自由で創造的な箱庭表現の過程を通して、自己治癒力（自然治癒力）が賦活化して、多重人格というかたちでしか表現できなかった情動が整理され、一つの人格に統合されるまで自我の安定、成長が図られたことが推測されました。ただし、G子さんの治療はここで終結したものとは考えられません。理由は学校という集団生活の場での状態が依然、未知数だからです。ここでの「GAF」の評価は六〇点でした。

5　第二期　外来森田療法（前期…八回／四か月）

生活のルーティンを整えること

この時期G子さんは、新しいクラスにとけ込むことが辛く、激しい頭痛を訴えるようになります。ただし、学校では解離症状までは至らずに済みます。そこで治療者は、まず、生活のルーティンを整えることを提案しました。それと同時に彼女の現状が「新しいクラスにとり込めなければどうしようという不安感→それを我慢する→偏頭痛の発生→そのことで学校に行けなくなったらというさらなる不安感の強化」という精神交互作用のもたらす悪循環であることを指摘しました。そして、不安感をなくそうとしたり、身体症状である頭痛をなくそうと考えないで、それとの付き合い方を考えるように日記を用いて助言しました。解離症状を発症させないで精神交互作用を日常生活のなかで体験できるようになったことは、G子さんの自我が、箱庭療法により安定、強化された証でもあります。また、頭痛等の身体症状は身体を自発的に動かすことで改善される場合もあるので、生活のなかで身体が自発的に動かせる行動を探すようにも助言しました。これは「行動本位」の生活への指針でもあります。結果として、学童保育の手伝いが楽しめるようになり、頭痛も改善していきました。

x年x月x日　晴れ
起床：六時
午前：学校
午後：学校、学童保育
就寝：二三時
【本日の感想】夜寝る時間をどうにか二二時前に早めることができるようになってきた。インターネットも我慢できるようになっています。それから学童保育に行っている時には、身体が自由に動き、頭痛はほとんどありません。ただし、自分よりも年下のクラスメイトのクラスで、どうしても、周囲の視線が気になる。自分がどう見られているかが気になります。
【治療者からの助言】周囲の視線が気になることは自然です。無理にクラスにとけ込もうとしないで、まず、静かに、友達たちの話を聞いたり、教室の外の風景に注意を向けたりしましょう。

以上は、「精神交互作用」を打破するために注意を外界にそらす目論みの一つです。

6　第二期　外来森田療法（後期：一一回／六か月）

健康な「生の欲望」を支持すること

この時期、G子さんはクラスにも慣れ友達もできるようになります。そして、得意の美術で、市民美術コンクール入賞を果たします。治療者は絵を描くことに対するG子さんの自発的欲求＝生の欲望に焦点を当てそれを誉め、G子さんの自尊感情を強化させることに努めました。結果として市民美術コンクールに入選して、さらに進路は美術コースのある高等学校に決定します。

x年x月x日　雨
起床：六時
午前：学校
午後：学校
就寝：二三時
【本日の感想】絵画教室からの市民美術コンクールに応募した作品が入選しました。友達のK子さんも喜んでくれました。以前、自分が病気だった頃「こころの神さま」からいわれた絵を描くことがあなたにとって大切という言葉が思い出されます。私は美術の分野を今後の進路にしたいと思います。絵を描いていると夢中になり、箱庭を置いた時と変わらないこころになります。

【治療者からの助言】おそらく、あなたのこころの深いところで願われていたことが実現されたのでしょう。このような願いを今後も大切に育てていってください。

x年x月x日　曇り

起床：六時

午前：学校

午後：学校

就寝：二三時

【本日の感想】今日、とても悲しいことがありました。両親の離婚が決定的になったことです。私の進路も決まりましたが、愕然としました。けれども以前からある程度覚悟はできていました。なぜならば、私には「こころの神さま」が存在し、それに守られていたという私だけの真実があったからです。両親の存在よりも、そちらの事実が大切なのです。私の気持ちは「高校を卒業まで母側と同居するが、その後は自活したい」という意志を両親に伝えました。

【治療者からの助言】自分の要求をしっかりご両親に伝えられるようになられたことは立派ですね。

すると、「反面とても怖いです。けれども美術をやりたいという気持ちが強くあります。もう当分はこころの友達はいりません」とG子さんはいいました。

こうしてG子さんの今後の進路の決定とともに治療者との心理療法も終結していきました。治療者にとって忘れ難い思春期のケースでした。

最後の「GAF」は七〇点で、社会的適応度は平均的でした。

以上とりあげました6、7のケースは、「抑うつ症状」を呈した「森田神経質」の非定型群の一部の「森田神経質」以外の事例です。

結章——理論編

はじめに

併用療法とは「瞑想箱庭療法」と「外来森田療法」とのコンビネーション療法を指します。そして、その理論的背景は「ユング心理学」と「森田療法」の考え方です。両者は欧米の心理学、心理療法の理論と日本独自の心理療法というまったく異なる文化的思想的な背景を持っていますが、ユング心理学の一部は東洋思想に言及しその影響も受けています。その両者に影響を与えている東洋思想の一部をとりあげてみると、そこから森田療法とユング心理学との共通性も見られるのです。そのことが二つの治療法を併用する際の技法における共通の基盤になりえると筆者は考えています。

1 森田療法とユング心理学との共通性としての「東洋的自己」について

森田療法とユング心理学との理論的な共通性とは、そのメタサイコロジー的（実験等で数値化できない疑似心理学のこと。仏教における唯識学により近いもの）な自己論（自己をいかに理解するか）と治療方法に見いだすことができる点であると考えられます。

たとえば、森田療法の自己論では森田は自己を、瞬時変化流動する存在と考えました。そして自己

（精神活動を司る主体）と身体との相関関係を大切にしました。森田は「心身は同一物の両面である[1]」と述べています。そして、「吾人が直接知るものは其の現象である。吾人が実際に取り扱うものは、力とかエネルギーとかそのものではなく、その変化現象そのものを取り扱うのである」とも述べています。その精神活動の内容の一つとしての感情をとりあげ「こころ（筆者注：この場合のこころとは特に感情を意味する）は万境に随じて転じ、転じる処実に幽なり[2]」また「こころは万境に随じる」と述べています。つまり、外的環境である万境はこころと同じく瞬時変化流動しており、その変化する環境からの刺激に応じて精神活動もまた、瞬時変化、反応していくという世界観をあらわしているのです。

ここから、第1章で述べた感情に関する「感情の法則」が導かれます。感情の法則とは、激しい感情に襲われても「そのままにしておけば、自然に沈静化していく」というものです。この「感情の法則」に逆らい、「精神交互作用」を発生させることが神経症の原因となります。「精神交互作用」は精神病理を発生させる仮説となります。また心身同一論の立場から「精神交互作用」を生じさせるような否定的な感情は、必ず「鳩尾《みぞおち》が痛い」などの身体症状を伴うもので、これをヒポコンドリー性基調と名づけています。また「感情の法則」に逆らう背景に「～すれば～になるはずだ」「～すべきである」という心理的なメカニズム（心理機制）として「思想の矛盾」が存在します。そこで「森田療法」では「精神交互作用」とその背景にある「思想の矛盾」を取り除くことが、神経症の治療目標になります。そのためには、思考等により症状をコントロールしようとすることを放棄しなければなりません。森田はその時、「自然治癒力」が賦活してくると考えました。そして「思想の矛盾」や「精神交互作用」から解放された自由で自発的な心身の状態を「あるがまま」「事実唯真」と名づけているのです。

「あるがまま」とは「ものそのものになりきる」「自然に服従する」などの表現で森田は説明しています。「ものそのものになりきる」とは、主観と客観との対立が解消され、その場に心身が融合している状態とも考えられます。これは東洋思想における「無心」や「自然法爾《じねんほうに》」（他力）などにきわめて近い考え方です。以上のことを、日常生活における行動を通して患者自らが体得していくことが、森田療法の治療方法です。治療者はその助言者にすぎません。それゆえに森田療法の治療方法では治療者と患者との間の情緒的な関係性（対他的関係性）はさほど重要視されていません。

一方のユング心理学における自己論では、こころは意識と無意識との層に分類され、さらにそれぞれの層には心的エネルギーが機能していると考えます。そして意識の中心には自我の機能があります。さらに無意識は個人的無意識と集合的な無意識とに分かれます。個人的無意識では個人的な体験が抑圧されたコンプレックスとなっています。たとえば、自我では受け入れることが辛い幼少期の体験の記憶などが存在する層です。集合的無意識とは集合的（個人の体験を超えている）で情緒的な心的エネルギーの存在する層です。例をとってみると、なぜ、直接的に「母親」を体験していない人が母親に対するイメージを持つことができるのでしょうか？　さらに、われわれの意識では神仏に直接に出会っていないにもかかわらず神仏のイメージを持つことができるのでしょうか？　それは、個人の体験を超えたイメージを創り出す働きが、われわれの無意識には存在するからだとユング心理学では考えているのです。

それでは何がこうしたイメージを創り出すのでしょうか？　ユングは本能に限りなく近い「元型」という仮説を創り出し、「元型」はそうしたイメージを創り出す働きあるいはイメージのパターンであり、集合無意識という領域に存在すると考えました。また、ユングは晩年になると集合無意識を、元型によって創り出されたイメージ（元型的イメージ）そのものとも考えました。たとえば、集合無意識とはそこで様々な精神活動を司る「海」のような存在です。そして、意識と無意識とを含めたこころ全体のバランスを司る「セルフ」という働きを想定しました。そのセルフもまた集合無意識であると仮定しています。たとえば無意識を大海に喩えるならば、意識や自我はそこに浮かぶ島に喩えることができます。大海は荒れることもあり、島を津波で水没させることすらあります。それでも、水位は戻り、島に豊かな生命がもたらされます。これは自然の働きそのものです。セルフとは、この自然の働きそのものに喩えることができます。具体的には意識と無意識とを含むこころ全体のバランスが図られ、自我をより柔軟に機能させる働きでもあります。筆者がとらえたユング心理学（個性化）の目的とは、セルフによって、自我中心（自我にのみ執われた生き方）の生き方を脱却し、自我と無意識との間に調和が図られる生き方を探求することだと考えています。

以上の考え方は「無意識」の存在を認める深層心理学であり、森田療法に見られる「世界観的」な自己論と異なり、どこまでも人間の心理学的現象にのみ焦点が置かれているように考えられます。また、ユング心理学でも、身体と集合無意識との関係が探求されていますが、森田ほど徹底した心身同一論は見られません。ここに森田療法との大きな異同が存在します。

なお、セルフが賦活することは集合無意識の創造的な働きとも表現されます。さらに集合的な無意識（元型）は完全意識化されることはないが、夢や箱庭療法で表現されるイメージ（イメージとは内的世界から自然発生し、視覚的な像として定位される心象のこと）に間接的に現れてくるとユングは考えました。それゆえにイメージを重視する夢分析や箱庭療法がユング心理学の治療法になります。そこではイメージを言語によって分析、解釈することで患者の心理状態を把握することが可能になると考えますが、そのためには治療者、患者間の心理療法場面における情緒的交流（転移、逆転移）が重要視されます。理由はイメージには情緒的な側面が必ず伴われ、それは治療関係に影響することもあるからです。そして最終的な自然治癒はセルフのイメージが賦活化して患者の自我がセルフにつながる（統合されるという）ことで成立すると考えました。さらにユングは、以上述べたようなセルフの体験は自然治癒力の賦活化の時のみならず、宗教的な体験においても成立すると考えたようです。

これまで述べたように、イメージを重視するユング心理学ではイメージをまったく問題にしていない森田療法とは治療方法の点で大きな隔たりがあるように思われます。

ただし、以上のような大いなる相違点が存在するにもかかわらず、以下の内容においては共通性が見られるのです。それはユングには、イメージを夢や箱庭の表現を通して視覚的に定位されるものばかりに限定していない論が存在していることからもうかがえます。もっといえばイメージを精神活動全体と考えている文脈も、ユング自身やユング以降のユング派の分析家には見られるのです。

たとえばユングおよびユング派では、東洋における禅の悟りの体験やそれに近い「無心」の境地をイメージとして捉えていると考えられます。それはユング自身が、鈴木大拙の著書『禅の瞑想』（一九三九年）の序文において、自らのイメージの考え方に近いものとして禅の体験をとりあげて、次のように述べていることからもうかがえます。

ここで取り上げるべき例は、神秘主義者の体験のある種のものである。その段階の準備段階は「自己放棄」とか「イメージを空にすること」などと言った事柄から成りたっています。[3]

さらに禅の悟りについては、

本来的自己は拡大された自我とか高い自我ではなく非我という形態において経験されるものである。[4]

とも述べています。

ここでの「本来的自己」とは、創造的無意識の働きであるセルフを意味しています。ユングは禅における悟りは、そのセルフが自我への執われが放棄された瞬間に意識に訪れるものと考えていますが、必ずしも視覚的なイメージのみが強調されているわけではありません。座禅という瞑想の経過のなかで、自我の心的エネルギーが無意識へと創造的に退行して非自我であるセルフの働きに転換して、セルフが賦活化する働きが悟りであると、ユングは自らの心理学の理論で解釈しています。そのためには、視覚的イメージを分析、解釈する企ては邪魔になるとされます（文中の「イメージを空にすること」の意味に当たる）。

さらに、ユング派分析家の目《み》幸《ゆき》黙僊《もくせん》は、東洋的な「無我」「無心」の状態について、次のように述べています。

> 無心は、特に禅において、その生活態度を表すことばとされている。禅の修行者は雲水と称されるが、それは行雲流水の略語である。さらさらと流れ行く、大空の雲、川の水というごくありふれた自然のイメージによってとらわれのない天地のあり方を象徴する。いのちは、一説によればその語源は、「いきのうち」で省略していのちになったという。いっさいのいきもの、草木も動物も、さらには岩石に至るまで、同じ息・空気を呼吸している。荘子の表現でいえば天地同根・万物一体という生命現象の実感が、またその理によって生きてくることを願う生活態度が無心ということばの意味である。

無心とは創造的無意識の働きであり、それは自然の働き、神仏の摂理、他の力によって自分を全面的に委ねている状態である。と換言することもできよう。(5)

目幸の場合には東洋思想における「無心」の状態を「他の力」によって全面的に委ねている状態、すなわち「他力」としているところに特色がみられます。さらに、他力を自然な働きとしているところは、先の森田の主観と客観の融合している状態である「自然に順応」するとか、「自然法爾」などに非常に近いものです。そして、それは無意識の創造的な働き（セルフ）であるとしています。ここでの無意識の創造的働きを他力仏教における如来の働きや、その「理によって生きる願い」を同じく「本願」に置き換えることも可能です。また目幸には息（呼吸）という身体の働きを重視しているところにも特色があります。つまり、ユングおよびユング派における「自己」とは森田のいう自然の変化とともに変化流動していく「自己論」に近いもの、といえるのです。

以上を整理すると、森田療法とユング心理学とは、①イメージを重視するかしないか、②「自己論」の捉え方の二点に大きな隔たりがあると一般的には思われがちです。しかしユング自身が東洋思想の一部に言及する際には必ずしも視覚的イメージが重視されていないこと、また、ユング派の「自己論」においても目幸のように東洋思想でそれを論じている点は森田に近い「自己論」になっています。そこで筆者は以上で論じられてきた「自己」を「東洋的自己《セルフ》」と仮に名づけました。

2 新しい「瞑想箱庭療法」について

箱庭療法はユング心理学を理論的な背景とした治療法です。ここでは、森田療法とユング心理学との「自己論」に見られる共通性（東洋的自己）をその治療技法に生かすことで、外来森田療法との切り替え併用がより可能になるように工夫しました。また、面接の構造を「対他的関係性」重視から「対自的関係性」重視に変えました。さらに特にその技法が面接場面で効果を発揮できるように、これまでの箱庭療法の方法論としては積極的に言及されなかった「場」の考え方も取り入れ、新たにそれを「瞑想箱庭療法」と名づけました。

(1) 従来の「瞑想箱庭療法」と新しい「瞑想箱庭療法」の違い

すでに第2章で述べたように治療者の瞑想を用いた箱庭療法（以後「瞑想箱庭療法」とよぶ）は、故織田尚生（精神科医、ユング派分析家、一九三九～二〇〇七）によって創始された箱庭療法の技法です。ここで瞑想を行うのは治療者です。筆者はこの方法を織田氏より学び、共著『現代箱庭療法』[6]を世に問いました。織田（以下敬称略）の箱庭療法の原理はユングの弟子であったカルフの理論を根拠にしており、治療者の想像活動を重視しました。治療者の想像活動とは、箱庭療法中に治療者が瞑想している時にこころに浮かぶイメージや想念を含む精神活動を治療者が体験することを意味しますが、当然、そこには感情体験も含まれます。ここでの体験とは、治療者の自我がこれらの精神現象を把握して、これを捉《つか》まえることです。そして、治療者はそれらのイメージ、想念などと患者の箱庭に表現されるイメージとの対応関係を見ていきます。この瞑想箱庭療法はカルフにない新しい技法といえます。なぜ織田がこのような方法を用いたかというと、治療者と患者との関係性（治療関係）を重視して、箱庭療法を通して両者に自然に想記されるイメージや想念から、転移、逆転転移関係を把握でき、その過程で治療が促進されると考えたからです。

転移・逆転移関係とは、たとえば患者の上に浮かんでくる感情を伴うイメージを、治療者も体験することをさしています。織田はそれについて次のように述べています。

瞑想は自然発生的なこころの動き、つまりこころに思いをゆだねるべきものであるが、同時に、私たちが浮かび上がってくる思いを捉えようとしなければならない[7]場合によっては、治療者の瞑想をとおしてクライエントのこころの働きを推測し、それをクライエントの体験であるかも知れないとして伝えることがある。これは箱庭療法における間接的な解釈といえるこのような織田のきわめて「対他的な箱庭療法」に対して、筆者は新たに「対自的な方法」を用いるようになりました。この筆者独自の方法は、同じく対自的な方法である森田療法と構造上の連続性が確保され、患者が森田療法を併用する際に違和感を感じることが少ない点に特徴があります。また従来の箱庭療法では、患者、治療者双方の想像活動と箱庭における表現との関係に両者が執着、拘泥する傾向性は免れません。たとえば、治療者に浮かんでくるイメージに治療者が執われると、患者も執われ混乱する傾向があるのです。

以上のような患者の情緒面への侵入は、「森田神経質」にとっては「精神交互作用」を強化させることになりかねません。当然治療者自身の心理的な負担も重くなります。以前筆者は逆転移として心因に大きく起因する気管支喘息の患者さんの間接的影響で、呼吸が困難になり、夜間の救急センターに担ぎ込まれたことがありました（特に筆者の場合、身体的感覚に敏感である傾向が存在します）。それは患者さんの呼吸しづらい苦しみを瞑想中にイメージとして体験し、それに集中（意識をそれに向け続ける）せざるをえなかった結果でした。また、身体表現性障害の患者さんの痛みなども逆転移が起こるため、抱え続けることができない辛いものでした。

こうした事実に基づく体験から、従来とは異なる新しい「瞑想箱庭療法」を始めたのです。この方法は、治療者の想像活動や、治療者と患者間の転移、逆転移に焦点を当てないという点に特色があります。すなわち、治療者は瞑想中に自然発生するいかなるイメージ、想念など（これらには感情的なものが含まれる）もそれを意識で明確に摑むことなく流していく（執われない）という点です。これは森田療法的には、感情の法則に従い「精神交互作用」に陥らないことでもあります。
以上筆者が述べたことは、織田のいう以下の態度だけを重視したものです。

瞑想は無心になること思われている。しかし、瞑想という営みは、こころをなくする、という意味で無心になることではない。真に無心になるということは私たちが意図的で意識的であるということをやめるということである。(8)

このような「無心」の態度を治療者が体験するためには、治療者自身が「～すれば～なる」(「思想の矛盾」)という自我への執着を放棄する必要があります。これはその場(瞑想している場)に心身のすべてを委《ゆだ》ねてしまう「他力」的態度ともいえます。それによって治療者の身体、精神活動は変化、流動を体験している「東洋的自己」になっていきます。ここでの身体の変化とは特に「呼吸が深まる」という側面を意味します。

にもかかわらず、事例によっては、患者からの逆転移として治療者が面接場面で患者の症状に影響され瞑想中に否定的なイメージに執われることは多々あります。そこで、それに伴う否定的感情や身体感覚への執われを離れ無心になるための「場」は重要な存在になります。それは、治療者の心身が安全に存在できる固有の環境です。たとえば、森林浴で体験できる心地良い環境を、面接室にいかに作るかが、とても重要になるのです。

(2)「瞑想箱庭療法」と「場（場所）」の思想

「場」が大切であるという理由は、治療者が深い瞑想としての「無心」の状態を体験していくことと、患者が「自由で保護された場」を体験していくことと重なることが、臨床場面では多々あることによります。その前提として治療者が「自由で保護された場」を患者が体験する以前に体験できている必要があるようです。ここで筆者がカルフのいう「自由で保護された空間」という用語を用いずに、あえて「場」と命名しているのは、「空間」という語が物理的空間の意味に誤解されるのを防ぐためです。

「場所」という概念は哲学でよく用いられてきました。たとえばわが国では哲学者の西田幾多郎が「絶対無の場所」ということを述べています。「絶対無の場所」とは、単純に説明すると「主観」と「客観」の融合している状態が成立している環境ともいえますが、中村雄二郎は「場所」の意味をさらに臨床的に拡大解釈して「意識的な自我主体の隠れた存在根拠を作るもの」として新たに「共同体や無意識、固有環境」などをとりあげています。そこでの無意識はユングのいうセルフを意味し、さらには本来生物学、生態学的な場所もそこには心的な意味が含まれるとされます[9]。筆者は「場」とは治療者も患者も「東洋的自己」を体験しやすい「固有環境」としての極限された心理面接の「場面」であるとともに、過去から続く時空間を内包する環境でもあると考えます[10]。たとえば、筆者の例では、寺院の境内にあり自然環境に囲まれた静かで空気の出入りのよい「心理面接室」という「場」であり、

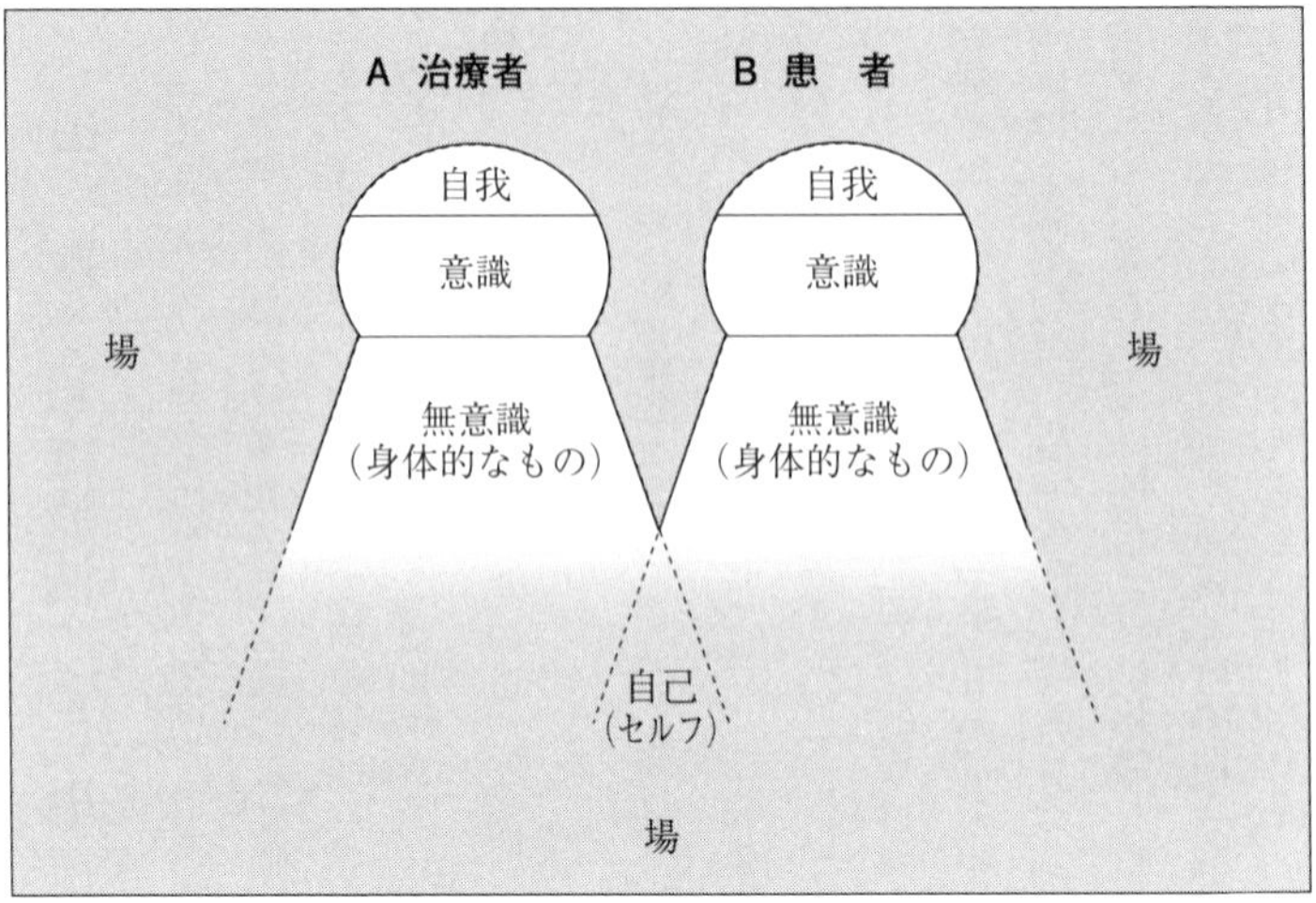

瞑想箱庭療法

この「場」ゆえに「瞑想箱庭療法」の面接場面が成立し、治療者、患者も、「東洋的自己」を体験しやすくなるようです。それゆえに治療者が、逆転移としての否定的感情、身体症状に一時的に執われても、瞑想体験の深まりを通してそれを流すことが容易になると推測されます。

以上、述べたような「固有環境」としての「場」の意味を強調するために、あえて「自由で保護された場」という用語を用いました。また、カルフのいう「母子一体」の体験（本書第1章参照）は、これまでは治療者と患者間の情緒的転移関係を意味するものといわれてきました。しかし筆者は、患者だけではなく治療者も「自由で保護された場」に融合していく体験であると、あえて再解釈しました。

例えばこのようなことがありました。先日、面接の日時の変更のために、患者のX子さんに電話連絡した時の話です。X子さんは森田神経質で発達障害のため、箱庭療法を一〇日に一回のペースで継続しています。「こちらはカウンセラーの大住です」と日時の変更を伝えたところ、電話に出たX子さんが「どなたですか？　私はそんな人は知りません」と返事をしたので驚いてしまいました。しかしこのようなX子さんの反応には何か理由があると思ったので、今度はゆっくりと説明するように「これまであなたが箱庭をされていたところの大住です」と伝えると、彼女は深い沈黙の後、初めて「あの場所にいてくださる方ですね。申し訳ありませんでした」とすまなそうに返答しました。その時筆者は、この件にはこれ以上触れず「症状の方はいかがですか？」とだけ質問しました。すると「とても状態が良いのでいつか復学したいと思います」と答えました。結果的に復学、アルバイト等が可能になりました。

また、「治療者の姿が見えなくなる」という表現をする患者さんもいます。ここでも、治療者と患者が「場」そのものに成りきってしまい「東洋的な自己」が成立している状態を見ることができます。そこでは治療者、患者が双方の存在が気にならないくらい、他者への執われを離れているのです。

(3) なぜ患者の自然治癒力が賦活化するのか

「瞑想箱庭療法」において自然治癒力の賦活を知る手がかりは、箱庭に「中心化」が表現されることが一つの目安となります。箱庭におけるシンボルの表現である「中心化」ないしは「曼荼羅表現」

とは、創造的な無意識の働きであるセルフのイメージであり、患者さんにおけるこころのバランス（意識と無意識との間の）が回復されてきた証とされます。日常的な自我意識の状態から「東洋的自己」を体験できるようになったものと考えます。すなわち、「精神交互作用」や「思想の矛盾」が打破され、症状や症状に対する執われから解放され、心的エネルギーが高まり、箱庭の中心に心的エネルギーが凝縮して、まとまりのある作品が自然に置けるようになったものと推測できるのです。

ただし、「中心化」が出てきたので症状が軽快すると結論づけることは短絡的です。どこまでも、心理テストの結果や医師の診断などとの照合のなかで、自然治癒力の賦活化や症状の変化を充分に検討して、その後に外来森田療法への切り替えなどが行われなければなりません。

それでは、箱庭における「中心化」・「曼荼羅」表現と治療者の瞑想の深まりはどのように関係するのでしょうか？　これはいかなる機序《しくみ》で「患者」の自然治癒力が賦活化するのか？　という問いでもあります。この問いに対して臨床心理学的仮説として次のような考え方があります。

> ユングは晩年、空間に即して集合無意識の構造を考えるようになった。つまり、集合無意識は、複数の個体の心の深層に広がっている共通の領域とも考えられるのである。その意味において集合無意識は、時間ばかりでなく空間的にも、個体の存在制約を超えた超個体的な無意識領域であると考えられるのである。しかし、心の深い領域では、我々が共通に持っている潜在的な無意識の秩序によって、互いに見えない糸によって結びつけられている[11]

ここでは集合的な無意識の領域においては、個体は空間的な準拠枠の制限を超えて（空間を超えて）つながり、結ばれているということです。すなわち無意識の創造的な働きであるセルフが機能している状態においては、個体は空間的な制限を超えて他（人間ばかりではなくて自然環境も含まれる）につながっているということです。「瞑想箱庭療法」に関して考えると、治療者の瞑想体験の深まりとともに治療者は「無心」である「東洋的自己」を体験していきます。そのことと重なり、患者もまた箱庭制作に集中できるようになります。これは治療者の瞑想の深まりとともに、創造的無意識の働きが賦活し、個体の空間的な準拠枠の制限が超えられてくるとも推測できるでしょう。なお、治療者の「無心」の体験は森田療法的には、治療者が患者からの逆転移などによる否定的な感情に対して、「感情の法則」を体験していくことです。やがて「精神交互作用」「思想の矛盾」からも自由になっていきます。これは箱庭の回を重ねるごとに治療者の体験として患者よりも一歩先に起こります。こうした「場」において患者の箱庭への集中は、砂遊びという感覚的、身体的体験を通して起こります。そうした体験とともに、患者側の「感情の法則」の体験や「思想の矛盾」「精神交互作用」の打破が起こっていきます。すなわち治療者の「無心」である「東洋的自己」が成立している「場」において患者の「無心」（東洋的自己）も成立していき、最終的に「中心化」の表現と自然治癒をもたらしていきます。これは「対他的関係性」ではなく、あくまでも、治療者、患者が自分に向き合う「対自的関係性」から生じるものです。以上が瞑想箱庭療法において、患者の自然治癒力が賦活化する臨床心理学的仮説です。生理学的にはホメオスターシス調整が図られ、自律神経の乱れが修復されたことですが、自然治癒力そのものがホメオスターシスの調整作用です。こうして「瞑想箱庭療法」での「東洋的自己」の体験は、やがて「外来森田療法」での体験へとつながっていきます。

(4) 外来森田療法における工夫

「感情」と「行動」との分離について

外来森田療法では、たとえば、外来森田療法のガイドラインによると、①感情の自覚を促す、②「生の欲望」を発揮して賦活する、③悪循環を明確にする、④建設的な指導をする、⑤行動や生活のパターンを見直すと述べられています。[12] 以上のガイドラインは、外来森田療法のおおよその治療方針としては役に立ちます（すべての事例がこの通りになると考えることは、森田的ではない因果論的思考です）。①を例にとっても、感情（特に否定的感情）を自覚（それは自然のものであると認識）し受容することは患者にとっては大変なことだと思います。ここでは「感情はそのままにしていれば変化する」ことの体験的な理解とつながり、③とも直結するものです。これまでの事例で述べてきた内容では「感情」と「行動」とを切り離し「目的本位」「事実本位」の生活を送ることです。それは「感情は変化流動するものである」という「感情の法則」を体得させるものです。ただし、日常生活においてそれを実践体験できるようになるには容易ではないようです。「否定的な感情」をそのままにして目の前の行動に向かうことは、現代人にはある種の「精神論」のように受け取られますし、「行動すればよい」という新たな強迫に追い立てることすらあります。そこで筆者は「感情の法則」の体験をするために、ユング心理学のタイプ論を応用して次項のような方法を用いています。

ユングのタイプ論を応用する

それは、呼吸を整えて五感を外界の自然に開くという行為を心がけることです。具体的には、行動のみに集中しないで、適宜、外界の景観、音、匂いなどに注意をそれとなく向けることです。以上の試みはユングのタイプ論（性格類型論）[13]において、人間の心理的機能としてとりあげられています。人間の意識（こころを意味する）の機能についてはユングのみならず、様々な心理学者や精神病理学者によって探求されてきましたが、ユングのタイプ論の際立った特徴は、人間の心理的機能を「思考―感情」の軸と「感覚―直観」の軸に分けたところにあるようです。そしてそれぞれの軸のどちらかが主機能として自我の中心的機能になり、他は劣等機能として無意識的で未熟であると考えました。それから、もう一つの軸は補助機能になると考えました。「思考―感情」機能は一見すると正反対な機能と考えられますが、思考も感情も価値観を伴うゆえに合理機能であり、双方は補償的な関係にあると考えました。価値観を伴うとは、思考においては善悪などであり、感情においては好き、嫌いなどです。補償的な関係とはたとえば、思考機能で論理的に考えると感情機能はどちらかに傾きすぎると偏るのでバランスを取り合うということでしょう。なお、「感覚―直観」の軸は価値判断が加わらないために不合理機能としました。そして、それぞれの主機能に即して類型化を行いました。

ユングはまた、心理的機能のほかに「態度類型」（心理的態度）として「外向」や「内向」という類型もとりあげています。「内向」とは注意、関心が内面に向きやすい性格傾向のことです。「外向」は外界に向きやすい性格を表しています。ユングは先の心理的な主機能と外向、内向のどちらかの基本的態度によって、個人の性格傾向を決定しました。そこで注目すべき点は「内向―思考」タイプの性格傾向の人は森田神経質の多くに該当することです。森田神経質の多くが、思考機能が優位で感情機能が未熟なために「気分本位」に陥りやすく、思考機能で感情をコントロールできると信じる傾向が強いからです。そこで、外向的に五感を外界に開き、合理機能から不合理機能を大切にすることを、日常生活を通して身につけるような生活態度を勧めます。なお、ユングは「個性化」という理論に即して人は四つの心理的機能と二つの態度をバランスよく用いることができるようになることを目標としましたが（このバランスを図る働きがセルフです）、ここでは、無意識も含めた人格の「全体性」の成熟ないしは調和を目指したものであると考えます。森田神経質では「感覚―直観」の非合理機能が用いられることで、最終的には劣等機能としての感情機能も開かれていきます。人が環境と関わる「場」において適度に外向的にそして感情を豊かに表出できる心理状態を森田は「純な心」と命名しました。これは、筆者のいう「東洋的自己」が賦活してくることでもあります。

筆者が第3章のどの事例においても「日記面接療法」で患者に行動記録や感想の項目に五感の身体感覚を開いた時の印象を書いてもらう理由はここにあります。これは外界への価値観念が入らない五感の直接体験に近いものです。こうした体験が「思考―感情」の軸を「感覚―直観」の軸にシフトしていくことにつながり、それが否定的な感情を思考によってコントロールすることから離れる作業につながります。結果として感情と行動の分離がしやすくなります。感情は流動するものであるという体験に患者を導くという効果が発揮されます。「日記面接療法」（外来森田療法）が深まってくると、五感の体験は患者本人にとってはほとんど無意識的に表現されるようになっていきます。これは「無心」であり、「他力」的な生活態度であり、その時の自己は「東洋的な自己」を生きています。さらに、「場」と融合している状態です。

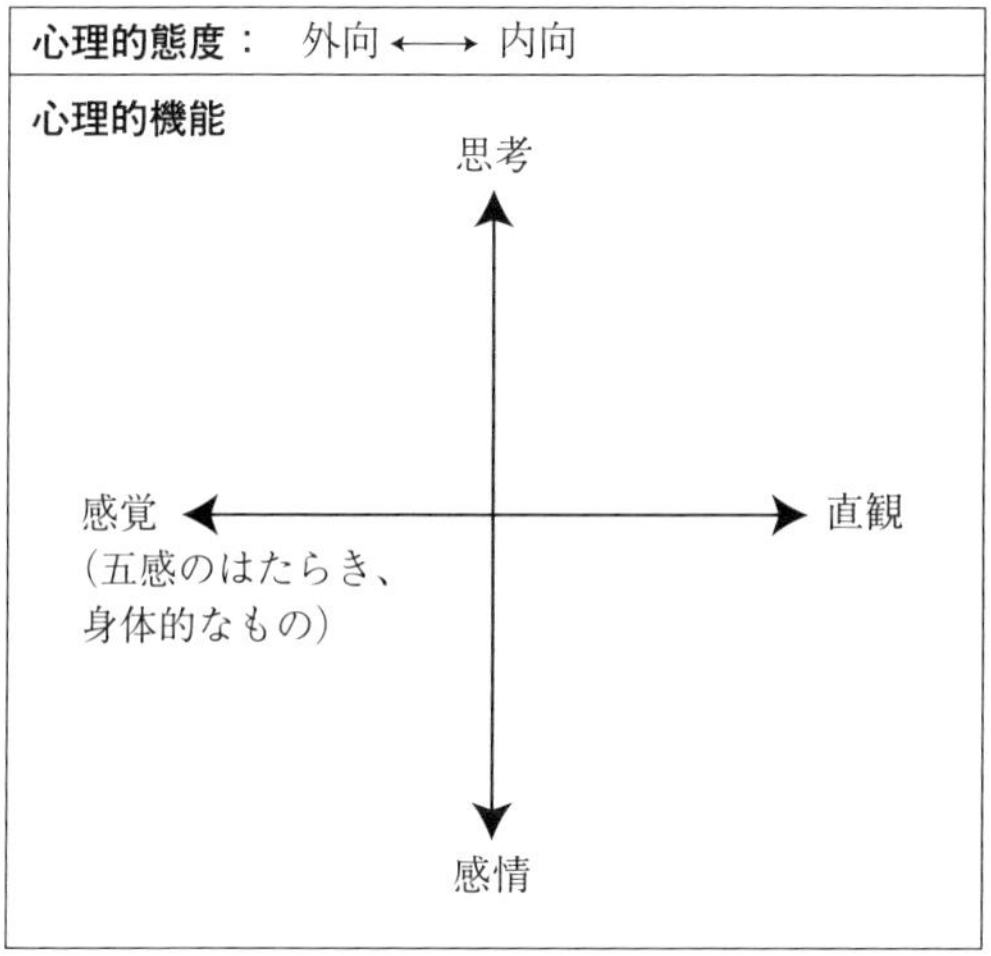

ユングのタイプ論

おわりに

森田療法はこれまで述べてきたように、精神療法の治療理論、技法を超えて、日々の生活のなかに「世界観」を発見する「人間学」でもあり、東洋人の伝統的な生き方の知恵でもあるのです。

以上、本書で提唱してきた「併用療法」の有効性については、次の付論において数量的に実証していますので、ご参照下さい。

付論：パーソナリティ障害を伴ううつ病性障害に対する精神療法の検討

――箱庭療法施行後の外来森田療法追加施行の有効性――

Ⅰ　緒言

うつ病性障害の治療は、支持的対応の下、通常薬物療法が主体となることが多い。しかし、パーソナリティ障害を伴ううつ病性障害の場合には薬物療法だけでは症状が改善しにくく遷延化しやすい。そこで、薬物療法と精神療法を併用することで、薬物療法のみの場合よりも症状が改善することが期待されている。パーソナリティ障害を伴ううつ病性障害患者は不安耐性が低く衝動的言動が出現することが多いため、不安症状の軽減がうつ病性障害の改善にもつながることが期待されている。

わが国において不安症状の軽減に優れた精神療法の一つに、森田療法がある。森田療法では、欲求と現実との間の葛藤を「思想の矛盾」と名づけ、「思想の矛盾」に注意が向かうことにより執われが生じることを、「精神交互作用」という概念を用いて説明する。症状の原因究明による症状除去を目指すのではなく、症状があってもそれを「あるがまま」に受け入れ、本来の目的本位の生活を送るよう指導する。指導は日記を用い、患者の記載した日記文章に治療者が助言や訂正を書き込む。以上の概念の体験的理解（日常生活を通して理解すること）は、森田療法を施行する際に必要である。

森田療法の施行方法には、入院森田療法と外来森田療法とがある。外来森田療法は、日記指導を中心としたより簡便な治療法である。森田療法の理論を踏襲した、この簡便な治療法が近年普及している。

しかし、この治療法に必要な概念「思想の矛盾」や「精神交互作用」の理解はパーソナリティ障害を合併したうつ病性障害の患者には困難であることが多い。つまり、パーソナリティ障害が合併したうつ病患者は、「思想の矛盾」や「精神交互作用」を体験的に理解できるまでに自我が安定していないため、森田療法の施行は困難と考えられている。実際にパーソナリティ障害を有する者では森田療法の継続が困難であり、その効果は期待できないとの報告が多い。このような患者に対して森田療法で効果をあげるための方法が求められている。治療に必要となる概念の理解には自我の安定化と強化が必要であり、そのためには箱庭療法を試みることが有効と考えられる。

そこで本研究は、パーソナリティ障害を伴ううつ病性障害の患者に対して薬物療法に加え箱庭療法を施行した後に、引き続いて外来森田療法を追加施行することの有効性を明らかにする。

Ⅱ　対象と方法（表1）

対象はパーソナリティ障害を伴ったうつ病性障害（大うつ病性障害、気分変調性障害）の患者三〇名、年齢は三五±一一・六歳である。全対象者とも通院治療により少なくとも三か月間の薬物療法を継続し、症状の改善が認められていない。

診断はDiagnostic and Statistical Manual of Mental Disorders. Fourth Edition's - IV: DSM IV（米国精神医学会）に依拠した。

対象の属性を**表1**に示す。

方法は層別無作為化二群比較試験である。対象者の処方薬を固定し二群に分けた。

I群（箱庭療法のみ）一五例：箱庭療法施行→終了四か月後まで観察。

II群（箱庭療法＋外来森田療法）一五例：箱庭療法施行→外来森田療法四か月間施行。

なお、今回の研究は、聖マリアンナ医科大学生命倫理委員会で承認され（一一二三四号）、全対象者三〇名に本研究について説明し、書面で同意を得た。

III　治療の実施方法

1　箱庭療法

一セッション五〇分（心理カウンセリング二〇分と箱庭制作三〇分）である。施行頻度は、二週間に一度。施行回数は対象者の病状にあわせて約一〇回から三〇回（箱庭療法を継続していく過程で箱庭に中心化が見られ、患者の自我が安定、強化された段階で終結）とした。

なお、箱庭療法の施行回数（自我の安定・強化された段階）はI群では一三・四回±五・四九回、II群一二・三回±四・〇回であり、両群間に有意差は認められなかった。

2　外来森田療法

一セッション五〇分。施行回数は一〇回である。導入期においては森田療法理論にそい、日記指導を中心に行った。治療者が患者の日記に森田療法的な助言など（思想の矛盾、精神交互作用の指摘、行動本位、目的本位の生活への指導）を加え、不安の軽減、社会生活への適応を援助した。

Ⅳ　評価（表2）

1　評価方法

評価方法には「神経質調査票」、「心理、社会的および職業的機能の全体的評定尺度」（The Global Assessment of Functioning Scale: GAF）、「自己評価性抑うつ性尺度」（Self-rating Depression Scale: SDS）を用いた。

2　評価回数と評価時期は表に示す。

なお臨床評価は治療者とは別のブラインドの立場の者が行った。

Ⅴ　統計解析

得点の解析には群別と時系列とを二要因とする分散分析を行った。分散分析後の時系列三点間の比較にはTukeyの検定を用いた。$p<0.05$をもって統計学的有意差ありと判定した。

Ⅵ　結果（表3）

1　「神経質調査票」について…時系列（三水準）と群間（二水準）を要因とする二要因分散分析の結果、交互作用が有意であった（p<0.01）。

交互作用の分析を行ったところ、群間比較では四か月後のみにおいて群間の差が有意であった（p<0.01）。また I 群 II 群ともに、時系列の主効果が有意であった（それぞれp<0.01）。

そこで、単純主効果の検定を行ったところ、I 群においては、箱庭療法導入時に較べ箱庭療法終了時では調査票の数値が有意に減少し（<0.05）、箱庭療法終了時に較べ四か月後では数値が導入前に戻った。また箱庭療法導入時と四か月後の比較では有意な差は認められなかった。II 群においては、箱庭療法導入時に較べその後の評価時期すべてにおいて改善が認められた（p<0.01）。

2　「GAF」について…時系列（三水準）と群間（二水準）を要因とする二要因分散分析の結果、交互作用が有意であった（p<0.01）。

交互作用の分析を行ったところ、群間比較では四か月後のみにおいて群間の差が有意であった（p<0.01）。また I 群 II 群ともに、時系列の主効果が有意であった（それぞれp<0.01）。

そこで、単純主効果の検討を行ったところ、I 群 II 群ともに箱庭療法導入時に較べ、すべての観察時期で有意な改善が見られた。I 群では、四か月後に箱庭療法導入時と比較すると有意な改善が見られるものの、箱庭療法終了時に較べ増悪した。一方、II 群では箱庭療法導入時と比較し、箱庭療法終了時および四か月後ともに有意な改善がみられた。

3　「SDS」について…時系列（三水準）と群間（二水準）を要因とする二要因分散分析の結果、交互作用が有意であった（$p<0.01$）。

交互作用の分析を行ったところ、群間比較では四か月後のみにおいて群間の差が有意であった（$p<0.01$）。またⅠ群Ⅱ群ともに、時系列の主効果が有意であった（それぞれ$p<0.01$）。

そこで、単純主効果の検討を行ったところ、Ⅰ群においては箱庭療法導入時に較べ箱庭療法終了時では有意に改善し（$p<0.01$）、箱庭療法終了時に較べその四か月後では導入時に戻った。Ⅱ群においては、箱庭療法導入時に較べ、箱庭療法終了時では有意な改善が見られ（$p<0.05$）、その改善は四か月後も持続した。

箱庭療法によって得られた効果は、Ⅰ群では四か月後に箱庭療法導入時とほぼ同じ水準にまで戻ってしまうことが明らかにされた。一方、Ⅱ群では四か月後においてもⅠ群と較べ有意な改善を保っていたことから、森田療法の効果が認められた。

Ⅶ　考察

今回の研究結果から、箱庭療法により症状改善は認められるが、この療法終了によりその改善は継続されず、箱庭療法施行前と同程度の状態まで戻ることが認められた。また、箱庭療法終了後に外来森田療法をすみやかに追加施行することでその効果は継続され、さらなる改善も期待できることが認められた。

すなわち箱庭療法の有効性は認められるものの、その効果に継続性はないようである。一方、箱庭療法により自我の安定化と強化を図った後、外来森田療法を追加施行することの有効性が明らかになった。

Ⅷ 結語

パーソナリティ障害を伴ううつ病性障害では、薬物療法のみでは効果が顕著でないことが多い。本研究において、パーソナリティ障害を伴ううつ病性障害患者の症状改善および継続療法について精神療法（箱庭療法後の外来森田療法の追加）施行による効果が認められた。また、箱庭療法での効果が認められたあとの四か月の精神療法の空白が抑うつ、不安の再燃に関わったことが推測されるため、森田療法の追加施行は有意義と考えられる。森田療法以外の介入の追加施行でも有効性が見いだされる可能性も否定できないため、この点については今後の研究課題と考える。

表1　対象の属性

		Ⅰ群	Ⅱ群
	N（M／F）　（人）	15（3／12）	15（5／10）
	年　　齢　（歳）	35±11.3	35±12.0
診断	大うつ病　（人）	11	9
	気分変調性障害　（人）	4	6
	クラスターA　（人）	0	0
	クラスターB　（人）	4	4
	（自己愛性パーソナリティ障害）	(1)	(1)
	（境界性パーソナリティ障害）	(3)	(3)
	クラスターC　（人）	11	11
	（依存性パーソナリティ障害）	(1)	(1)
	（回避性パーソナリティ障害）	(3)	(2)
	（強迫性パーソナリティ障害）	(7)	(8)

表2　評価の回数と時期

	1回目	2回目	3回目
Ⅰ群	箱庭療法導入時	箱庭療法終了時	4か月後
Ⅱ群	箱庭療法導入時	箱庭療法終了時（外来森田療法導入時）	外来森田療法 4か月間施行後

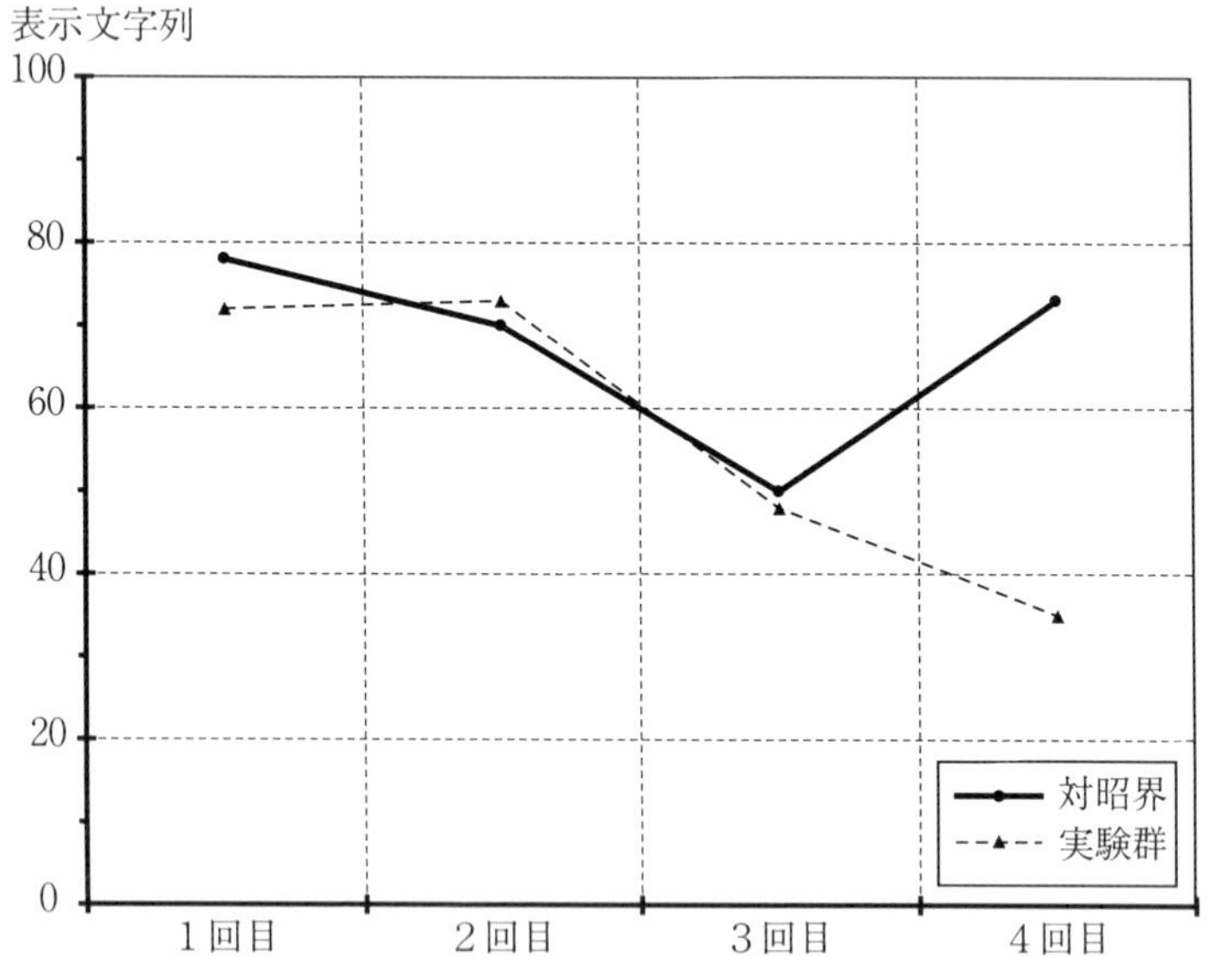

表3　神経質調査票・GAF・SDSの得点と検定結果

	Ⅰ群（n＝15）		Ⅱ群（n＝15）		2群間比較
	平均値	時系列	平均値	時系列	
神経質調査票					
箱庭療法導入時	71.7（±10.7）	—	73.6（±10.6）	—	n.s.
箱庭療法終了時	52.3（±12.0）	**	47.7（±15.6）	**	n.s.
※4か月後	74.7（±12.4）	n.s.	32.5（±13.1）	**	**
GAF					
箱庭療法導入時	44.5（± 3.5）	—	43.9（± 3.8）	—	n.s.
箱庭療法終了時	59.1（± 3.2）	**	60.9（± 4.9）	**	n.s.
※4か月後	47.8（± 6.7）	*	69.3（± 9.6）	**	**
SDS					
箱庭療法導入時	56.9（± 9.6）	—	55.3（±10.1）	—	n.s.
箱庭療法終了時	44.0（± 7.2）	**	41.5（±10.5）	**	n.s.
※4か月後	55.5（± 8.5）	n.s.	38.5（± 7.1）	**	**

*$p<.05$, **$p<.01$

※Ⅰ群は、箱庭療法終了4か月後に、Ⅱ群は箱庭療法終了後、森田療法4か月間施行後に評価を行った。なお、時系列比較の結果は、箱庭療法導入時との比較のみ。

GAF：The Global Assessment of Functioning Scale

SDS：Self-rating Depression Scale

本研究は「聖マリアンナ医科大学倫理委員会」の許可の下で実施されました。

（『聖マリアンナ医科大学雑誌』38巻第2・3合併号〈2010年〉より転載）

注

第1章

(1) 織田尚生・大住誠『現代箱庭療法』(誠信書房　二〇〇八年)
(2) 同右
(3) 森三樹三郎『老子・荘子』(講談社学術文庫　一九九四年)
(4) 同右
(5) 真宗聖典編纂委員会『真宗聖典』(真宗大谷派宗務所出版部　一九七八年)
(6) 森田正馬「神経質及神経衰弱症の療法」(『森田正馬全集』第二巻　白揚社　一九七八年)
(7) 中井久夫『精神科医がものを書くとき』(ちくま学術文庫　二〇〇九年)
(8) 第二十回日本森田療法学会シンポジウム「森田療法の新しい技法——その効用と限界における大原先生からの助言」二〇〇二年
(9) 湯浅泰雄『気・修行・身体』(平川出版社　一九八六年)
(10) 日幸黙僊「無我と自己実現の働き」(樋口和彦・平山正実編『生と死の教育』創元社　一九八五年)
(11) 岡田康伸『箱庭療法の基礎』(誠信書房　一九八四年)
(12) 注(6)同書
(13) 北西憲二『実践森田療法』(講談社　一九九八年)
(14) 注(6)同書
(15) 北西憲二『我執の病理——森田療法による「生きること」の探究』(白揚社　二〇〇一年)

（16）同右をもとに加筆。
（17）北西憲二・藍沢鎮雄・丸山晋・橋本和幸「森田神経質の診断基準をめぐって」（『日本森田療法学会雑誌』六巻一号　一九九五年）一五―二四頁

第2章

（1）大熊輝雄『改訂版　現代臨床精神医学』（金原出版　二〇〇八年）
（2）同右
（3）同右
（4）高橋三郎、大野裕、染矢俊之『ＤＳＭ-Ⅳ-ＴＲ　精神疾患の分類と診断の手引』（医学書院　二〇〇三年）
（5）同右
（6）森田正馬「神経質及神経衰弱症の療法」（『森田正馬全集』第二巻　白揚社　一九七四年）
（7）北西憲二、藍沢鎮雄、丸山晋、橋本和幸「森田神経質の診断基準をめぐって」（『日本森田療法学会雑誌』六巻一号、一九九五年）一五―二四頁

第3章

（1）中嶋聡『新型うつ病のデタラメ』（新潮新書　二〇一二年）
（2）宮里勝政、星野良一、大原浩一他「森田神経症とうつ病の病前性格の比較検討」（『研究助成報告書』メンタルヘルス岡本記念財団　一九九一年）二九九―三〇二頁

（3）同右
（4）注（1）同書
（5）北西憲二『我執の病理——森田療法における「生きること」の探求』（白揚社　二〇〇一年）
（6）岡田康伸『箱庭療法の基礎』（誠信書房　一八八四年）
（7）北西憲二「パーソナリティと森田療法」（『アディクションと家族』二四巻二号「特集パーソナル障害」家族機能研究所　二〇〇七年）一二三—一三二頁
（8）岡田康伸『箱庭療法の展開』（誠信書房　一九九三年）
（9）C・Gユング　蒲田輝雄訳「人生の転換期」（『現代思想　総特集ユング』青土社　一九七九年）
（10）注（7）同書
（11）森田正馬『新版　神経質の本態と治療』（白揚社　二〇〇四年）
（12）同右
（13）加藤正明ほか編『増補版　精神医学事典』（弘文堂　一九八三年）
（14）玉井光「思春期境界例治療——適応と問題」（『日本森田療法学会雑誌』五巻二号　一九九四年）二七五—二七九頁
（15）同右をもとに加筆
（16）曾我量深「本願の仏地」（『曾我量深選集』第五巻　弥生書房　一九七〇年）

結章

（1）「森田正馬神経質の本態及びその治療」（『森田正馬全集』第一巻　白揚社　一九七八年）

（2）同右
（3）C・Gユング著　湯浅泰雄・黒木幹夫訳『東洋的瞑想の心理学』（創元社　一九八三年）
（4）同右
（5）目幸默僊「東洋における無意識」（『無意識の世界』日本評論社　一九九七年）一四〇―一五三頁
（6）織田尚生・大住誠『現代箱庭療法』（誠信書房　二〇〇八年）
（7）同右
（8）同右
（9）中村雄二郎『西田幾多郎』（岩波書店　二〇〇一年）
（10）川島加菜「居場所の研究」（『東京国際大学院紀要』第八号　二〇〇一年）
（11）湯浅泰雄『気・修行・身体』（平河出版社　一九八六年）
（12）中村敬・北西憲二・丸山晋他「外来森田療法のガイドライン」（『日本森田療法学会雑誌』二〇巻一号　二〇〇九年）九一―一〇三頁
（13）C・Gユング、林道義訳『タイプ論』（みすず書房　一九八七年）
＊なお、その他の参考文献として本書の随所に河合隼雄『ユング心理学入門』（培風館　一九六七年）、同じく河合隼雄編『箱庭療法入門』（誠心書房　一九六九年）を参照しました。

あとがき

今回の著作の背景になっている精神療法の方法を完成するに至るまで、多くの先輩、諸先生方氏のお世話になりました。その発端は筆者が二七歳の時に読んだ藍沢鎮雄先生（精神科医、森田療法家、国立精神衛生研究所所員）の著された『日本文化と精神構造』（太陽出版　一九七五年）でした。この本には森田療法とユング心理学と仏教との関係などが書かれていました。当時の筆者は重篤な神経症を患いながら、神奈川県下の公立高校の社会科教諭に赴任したばかりでした。

この本の読後、不思議な白昼夢を見ました。それは筆者が白衣を着てある大学病院で研究して教鞭をとっているというものでした。当時の私にはこの夢が何を意味するのか全く理解できず、ただ日々の教師生活が地獄のように苦しいだけでした。ところがその二〇年後に教職を辞めたあと、その夢の通りの現実を体験することになったのです。人生とは本当に不思議なものです。

その夢を見た二、三年後、筆者が三〇歳前後のころ、高等学校の教員として教育相談の担当になりました。その方法に迷っていたところ、実母の短歌の師匠というご縁からユング派カウンセラーの故三木アヤ先生から最初の教育分析というトレーニングを受けることになりました。この時初めて「臨床心理学」という学問が存在することを知りました。やがて目幸黙僊先生（ユング派分析家、宗教学者、カルフォルニア州立大学名誉教授）故織田尚生先生（精神科医、ユング派分析家、元・東洋英和女学院大学教授）へと分析は引き継がれました。特に目幸先生からは仏教哲学や東洋思想について、織田先生からはユング派の心理療法の技法などを教えていただきました。

また、二三年間の教員生活にピリオドを打った時、聖マリアンナ医科大学の助教授であった宮里勝政先生（精神科医、森田療法家）から外来森田療法の丁寧なご指導を受けることができました。そして、宮里先生と、同大学神経精神科学教室主任教授の山口登先生のご指導のもとで今回の療法の研究を行うことができました。本当に有り難く、かつ不思議な縁であると感銘に堪えません。

けれども、そうした研究活動を臨床の場面で支えて下さったのは、杉山メンタルクリニックの杉山祐司医師、森本医院の森本章医師、新泉こころのクリニックの朝倉新医師等の開業の現場で活躍されている諸先生のお陰でもあります。特に森本先生からの臨床上の援助は多大なもので、一五年間で六〇〇件近いケースを担当させていただき、かつ丁寧なご指導をいただきました。深謝に堪えないところです。

その他、西村州衛男先生（元・中京大学教授、臨床心理学者）、岡田康伸先生（臨床心理学者、元・京都大学教授、現・京都文教大学教授）からも多くのはげましを受けることができました。本当に有り難いことだと思っております。

さらに私の面接室に来所された延べ数万人を超える患者さんたち、心理相談室で五年以上も継続している「森田療法研究会」の仲間たち、そしてこれらを背後から支え続けてくれた妻・静《しずか》さんには頭があがりません。

以上のように筆者の「他力療法」は他力的な縁によって成立しており、筆者の力などほんの微々たるものです。ただ筆者には、ここに至るまで何かにつき動かされてきたという実感があります。そこで生まれた縁に生かされてきたに過ぎないと思っているのです。そうした「他力」の縁をつくってくださった故長川一雄先生（元・大谷専修学院長）に出会えたことは、これ以上ない喜びです。長川先生からは、宗教家や医師、心理学関係者などが、自らの専門性を権威化するような驕慢《きょうまん》さをかなぐり捨てて、「凡人《ただのひと》」に還《かえ》ることの大切さを教わりました。

最後に、法藏館の編集長戸城三千代さんには、懇切丁寧な校正指導をしていただきました。有り難うございました。戸城さんとの協力がなかったなら本書は完成していないと思います。

二〇一四年十二月二十八日

大住　誠（おおすみ　まこと）

真宗大谷派法閑寺住職、大住心理相談室室長、臨床心理士、医学博士。

1952年、神奈川県海老名市生まれ。青山学院大学文学部卒業。神奈川県下の公立高等学校の社会科教諭、県立教育センターの指導主事（研修）を経験する（23年間）。48歳で教員生活にピリオドを打つ。法閑寺の住職を引き継ぐとともに自坊に私設心理相談室「大住心理相談室」を開業。この間、教員時代からユング派の分析家から数百時間に近い教育分析を受ける。武蔵野女子大学大学院（現在、武蔵野大学大学院）で「臨床心理学」を専攻しつつ、聖マリアンナ医科大学で森田療法を研究。横浜国立大学非常勤講師、聖マリアナ医科大学非常勤講師も務める。2011年、森田療法の研究で聖マリアンナ医科大学より学位を授与される。

著書には「ユング」（現代書館）「ユング心理学＋仏教のカウンセリング」（学陽書房）「ユング派カウンセリンググング入門」（筑摩書房）「現代箱庭療法」（織田尚生との共著、誠信書房）等があり、分筆としては「ユング心理学でうつを治す」（星和書店）、「ボーダーラインの人々」（ゆまに書房）等がある。また、箱庭療法、森田療法関係の論文も多数。

うつは、治す努力をやめれば治る
箱庭療法と森田療法の併用の事例と実践

二〇一五年一月二〇日　初版第一刷発行

著　者　大住　誠
発行者　西村明高
発行所　株式会社　法藏館
京都市下京区正面通烏丸東入
郵便番号　六〇〇-八一五三
電話　〇七五-三四三-〇〇三〇（編集）
〇七五-三四三-五六五六（営業）

装幀者　上野かおる
表紙画・イラスト　もろずみとしよ
印刷　立生株式会社　製本　清水製本所

ISBN 978-4-8318-5695-1 C1077